近视的中医理论与临床实践

霍蕊莉 刘兵 ◎ 主编

中医古籍出版社
Publishing House of Ancient Chinese Medical Books

图书在版编目（CIP）数据

近视的中医理论与临床实践/霍蕊莉，刘兵主编.—北京：中医古籍出版社，2022.12（2025.3重印）

ISBN 978-7-5152-2587-6

Ⅰ.①近… Ⅱ.①霍… ②刘… Ⅲ.①近视—中医治疗法 Ⅳ.① R276.778.1

中国版本图书馆CIP数据核字（2022）第 197078 号

近视的中医理论与临床实践

霍蕊莉　刘　兵　主编

策划编辑　李　淳
责任编辑　吴　迪
封面设计　蔡　慧
出版发行　中医古籍出版社
社　　址　北京市东城区东直门内南小街16号（100700）
电　　话　010-64089446（总编室）010-64002949（发行部）
网　　址　www.zhongyiguji.com.cn
印　　刷　北京市泰锐印刷有限责任公司
开　　本　710mm×1000mm　1/16
印　　张　14.5　彩插　16面
字　　数　200千字
版　　次　2022年12月第1版　2025年3月第2次印刷
书　　号　ISBN 978-7-5152-2587-6
定　　价　68.00元

编委会

主　编

霍蕊莉　刘　兵

副主编

刘熠斐　佟　琳　成　莉　张明明

编　委

（按姓氏笔画排序）

王瑞霞　古欣怡　田庆梅　成　莉
毕宏生　刘亚平　刘　兵　刘熠斐
佟　琳　陈向东　吴　远　吴建峰
宋　歌　杨迎新　张明明　张铭连
邵光璧　郝贵永　焦　玥　解孝锋
霍蕊莉　魏　伟

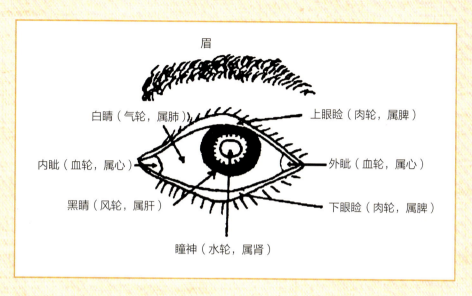

彩图1　眼睛五轮分区图示

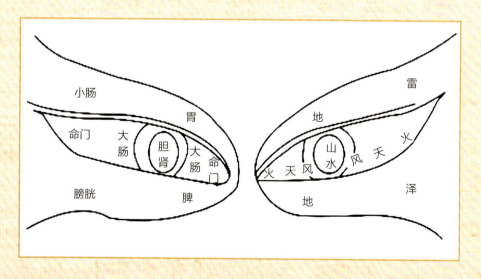

彩图2　《银海精微》八廓图示

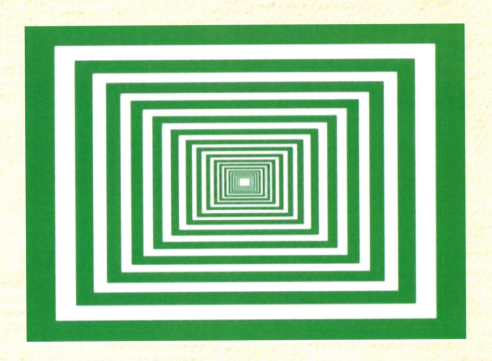

彩图3 远眺图

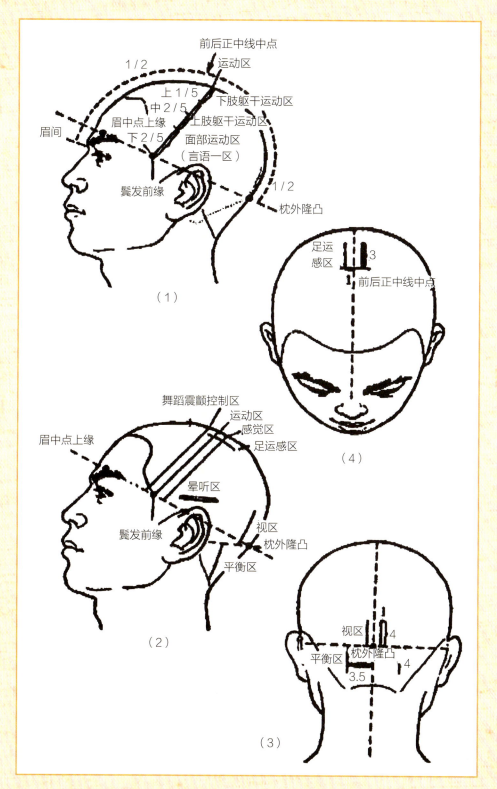

彩图4 大脑皮层各部功能在头部的投影位置

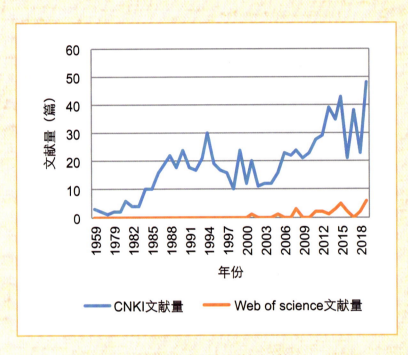

彩图 5　1959—2019 年国内外中医药防治近视领域年发文情况

彩图 6 中文文献作者共现图谱

彩图 7　国内研究机构共现图谱

彩图 8 中文文献中医药防治近视关键词共现图谱

Top 6 Keywords with the Strongest Citation Bursts
1959-2019

Keywords	Year	Strength	Begin	End	
电梅花针	1959	5.4039	**1985**	1990	
青少年近视	1959	7.9138	**1987**	1991	
近视	1959	4.7113	**2002**	2004	
中药	1959	4.9541	**2005**	2009	
耳穴贴压	1959	4.6724	**2013**	2015	
综述	1959	4.4657	**2015**	2019	

彩图 9 中文文献主要突现关键词

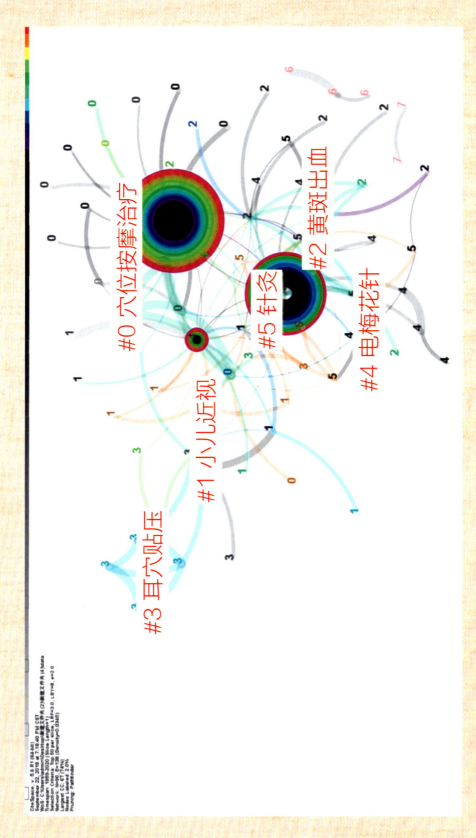

彩图10 中文献中医药防治近视关键词聚类图谱

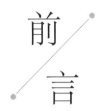

前言

我国儿童青少年面临的近视问题已成为重要的社会问题。现阶段，儿童青少年近视率高达 52.7%，同时出现近视低龄化趋势，而且高度近视的比例也居高不下。近视已成为对儿童青少年视觉健康影响最大的疾病。

中医所提出的很多观念及方法，对于青少年视力健康的维护、近视的防治，具有确切的效果。这里面，不仅有深厚的历史的经验积累，还有系统的较为完善的理论支撑。中国中医科学院院长黄璐琦曾在全国政协提案中提出："要发挥中医药特色和优势，做好全国青少年近视防治工作。"

我们组织多位眼科专家、中医药青年学者，从古今文献资料入手，结合临床实践，全面梳理、总结了近视的中医防治理法，以期为医者施治或居家保健提供可资参考的"近视防治中医药策略"。

本书既有关于近视的传统理论探讨，又有编者新近研究而提出的新观点、新学说；既有着眼于预防的各类理念，又有切实可用的治疗方法；既有历代眼科医家名方的总结，又有民间偏方、妙法的收集；既有大众科普的解读，又有科学研究的阐释……《史记·扁鹊仓公列传》谓："人之所病，病疾多；而医之所病，病道少。"本书即愿提供近视防控多多益善之"病道"，以慰"医之所病"。

维护青少年视力健康,是国家的千秋大计。随着社会的发展与生活方式的转变,青少年近视问题还会持续存在,甚或进一步加剧。本书的写作与出版,仅作为我们初步研究成果的"抛砖引玉"之作。未来,希望更多专家、学者投入近视防控的研究与实践中来;更希望亿万家庭的父母,也能积极重视孩子的视力健康,我们要共同为孩子们打造更加光明的未来。

因编者能力及编写时间均有限,书成之时,仍觉其中有许多不足。望广大读者多提宝贵意见,以便今后再版时补充、完善。

中国中医科学院　霍蕊莉

目录

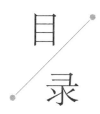

第一章 眼睛与视力

第一节　眼睛的中医生理　// 2
一、与眼睛有关的脏腑　// 2
二、与眼睛有关的经络　// 7
三、与眼睛有关的其他　// 12

第二节　视力的中医生理　// 13
一、中医关于视力生理的描述　// 13
二、中医关于青少年（视力）生理的描述　// 17

第二章 近视的发生

第一节　先天因素　// 22
一、遗传因素　// 22
二、先天性疾病　// 23

第二节　后天因素　// 23
一、用眼卫生　// 23

二、生活方式 // 24
三、颈椎影响 // 26
四、心理因素 // 27
五、光污染 // 28

第三节 体质因素 // 29

第三章 近视的病机

第一节 一般认识 // 32
一、肝肾亏虚 // 32
二、心血不足 // 32
三、血虚气亏 // 33
四、清阳不升 // 33
五、阳虚阴盛 // 33
六、脉络瘀阻 // 34

第二节 特色理论 // 34
一、"肝肾—脑目"理论 // 34
二、"命门—肾目相通"学说 // 39

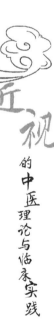

第四章 预防与调护	第一节 科学用眼 // **44**
	一、用眼适度 // 45
	二、姿势正确 // 46
	三、户外运动 // 47
	第二节 明目食物 // **49**
	一、一般食物 // 49
	二、药食两用 // 54
	第三节 穴位按摩 // **62**
	一、现行推广的新版眼保健操及腧穴解析 // 62
	二、针灸专家给出的按摩方案 // 67
	第四节 其他保健方法 // **69**
	一、视力保健贴 // 69
	二、视力保健远眺图 // 70

第五章 近视的治疗	第一节 药物内服 // **74**
	一、历代名医名方 // 74
	二、当代名家验方 // 81
	三、其他医家经验 // 104

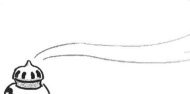

第二节 物理疗法 // **109**

一、针刺 // 109

二、艾灸 // 114

三、按摩 // 116

四、耳穴贴压 // 118

五、可穿戴式治疗仪 // 119

第三节 药物外治 // **120**

一、药物眼罩疗法 // 120

二、药物滴眼疗法 // 121

三、药物敷眼疗法 // 122

四、药物熏眼疗法 // 123

五、中药离子导入 // 124

六、穴位贴敷疗法 // 124

七、药枕疗法 // 126

八、足浴疗法 // 127

第四节 民间偏方 // **128**

一、内服类 // 128

二、外治类 // 129

第五节 饮食疗法 // **131**

一、食疗 // 131

二、药膳 // 136

参考文献 // 142

附录

第一节 关于近视的现代医学认识 // **148**
一、分类 // 148

二、病因 // 149

三、发病机制 // 154

四、现代医学治疗 // 155

第二节 历代医家对近视的论述 // **158**
一、病因病机和治则治法 // 158

二、选方 // 168

三、用药 // 184

四、针灸疗法 // 192

五、食疗法 // 202

六、导引术 // 202

第三节 国外近视医药资料 // **203**
一、《埃伯斯纸草》(Ebers papyrus)

　　公元前 1500 年左右 // 203

二、古罗马塞尔苏斯《论医学》(de Medicina)

　　公元 1 世纪 // 204

三、《阿维森纳医典》（al-Qānūn fī al-Ṭibb）
公元 10 世纪 // 205

第四节　国内外中医药防治近视的现代文献可视化分析 // **207**

一、资料与方法 // 209

二、结果 // 210

三、讨论 // 224

第一章
眼睛与视力

第一节 眼睛的中医生理

中医学的指导思想之一是整体观念，中医认为人体是一个有机的整体，各组织器官不可分割，相互为用。眼睛是心灵的窗户，作为人体感受和接收外界信号的官窍之一，其与机体脏腑、经络、精气血津液等均有着密不可分的联系。

一、与眼睛有关的脏腑

眼又名"目"，"目"一词最早见于《黄帝内经》，目为视觉器官，具有视物功能，故又称"精明"。《灵枢·大惑论》曰："五脏六腑之精气，皆上注于目而为之精。"明代傅仁宇所撰眼科专著《审视瑶函》中曰："大抵目窍于肝，生于肾，用于心，润于肺，藏于脾。"《灵枢·五癃津液别》中有关于眼与五脏六腑关系的概括："五脏六腑，心为之主，耳为之听，目为之候，肺为之相，肝为之将，脾为之卫，肾为之主外。故五脏六腑之津液，尽上渗于目"。皆论述了眼睛与五脏六腑的密切关联，现叙述如下。

（一）肝开窍于目，在液为泪

有大量的文献中记载了肝与目的关系，其中尤以《黄帝内经》最具代表性。如《素问·阴阳应象大论》曰："肝主目"，《素问·金匮真言论》曰"东方青色，入通于肝，开窍于目，藏精于肝"，指出目为肝与外界相通的窍道，目之所以具有视物功能，依赖肝血的濡养和肝气的疏泄，足厥阴肝经上连于目系，肝之血气循此经脉上注于目，使其发挥视觉作用。《灵枢·脉度》谓"肝气通于目，肝和则目能辨五色矣"，而《素问·五脏生成》篇则强调："肝受血而能视。"肝主藏血，肝气通于目，肝血濡养双目，肝气条达则目视精明。肝在液为泪，人体的泪液由肝精肝血所化，肝开窍于目，泪从目出。泪有濡润、保护眼睛的作用。正常情况下，泪液的分泌是濡润双目而不外溢，但当有异物进入眼睛时，泪液便会大量分泌以排除异物，起到清洁眼目的作用。

临床上，目疾多从肝论治，若出现泪液分泌减少，双目干涩，视物模糊不清等症状，多用滋肝阴、补肝血之法；若目转耳鸣，多从泻肝火、疏肝气论治。反之，若肝出现疾病，也会对目产生影响，若肝经风热则目赤痒痛；风火赤眼、肝经湿热，可见目眵增多，迎风流泪；肝风内动则出现目睛上吊、两目斜视；若情志不畅致肝气郁结，久而火动生痰，蒙蔽清窍，会引起双目昏蒙，视物不清。现代医学中，如肝硬化、急慢性肝炎患者常伴有眼疲劳、眼胀、眼痛、夜盲等症状。

（二）目生于肾

"目生于肾"一词首见于明代王肯堂所撰《证治准绳》，是对肾目关系的高度概括和总结。"目生于肾"即目为肾所生发之意，提示视觉功能的发挥有赖于肾的功能及其所藏精微，如肾藏精以濡养目。

《素问·六节藏象论》曰："肾者，主蛰，封藏之本，精之处也"，《灵枢·大惑》云"精之窠为眼"，《目经大成》谓"真精真气，百骸滋其培渥，双睛赖以神明"，然而"真精者，乃先后二天元气所化之精汁，先起于肾，次施于胆，而后及乎瞳神也"(《审视瑶函·目为至宝论》)，又脑为髓海，髓为肾中精气所化生，目系上属于脑。以上论述表明肾为封藏之本，藏先、后天之精上聚于目，目视功能的发挥及维持，亦为精气加持的结果。如《审视瑶函·目为至宝论》所载"大哉目之为体，乃先天之空窍，肇始之元明"，肾中先天之精是人身之根本，决定人体的生长发育，亦决定眼目的生长、视瞻的发育。

《灵枢·海论》曰"髓海不足，则脑转耳鸣，胫酸眩冒，目无所见"，肾的藏精状态会从多个不同层面影响目的视瞻功能。目器的生长、发育及退行变化规律与肾精的盛衰基本同步。幼儿时期，肾气未充，神气未全，神光发越不及，视力弱于成人，即所谓"脑未全，囟门软，目不灵动"。随着年龄增长，肾气盛，肾精充，双目灵动，视瞻精明，察辨万物。年老则肾气虚，肾精亏，晶珠渐混，神膏退变，目视昏蒙，不能远觑。《目经大成》认为老年时期目器之变化乃"天真日衰，自然精光渐减，犹月之过望、星之向晨也"。即若肾精足，则真精生神，神光发越；若肾精虚衰，则神光发越无权，所谓"精散则视歧"。

（三）目用于心

《灵枢·大惑论》有谓"目者，心之使也；心者，神之舍也"，《审视瑶函》说"盖心藏乎神，运光于目"，这表明心内主神明，统领精神，其外用在目，目窍受心神的支配，为心神所用，感知万物。因为这种关系的存在，《寿世传真》认为"目乃神窍"。在部分中医典籍中，目窍甚至还被视为心之外窍，《素问·解精微论》云："夫心者，五脏之专精也，目者其窍也。"在临床中，若心神受扰，目窍神光可能会发生改变。如《医宗金鉴》云："神藏于心，虽不可得而识，然外候在目，视其目光晦暗，此为神短病死之候也。若目睛清莹，了了分明，此为神足不病之候也。"心神失常，可表现为双目无神，视觉也会发生异常变化。此外，心主血脉，心气生成、推动及调摄血液的运行以营养全身形体官窍，使目得血而能视。

（四）目与其他脏腑

在肾与目的相关性中谈到"眼乃五脏六腑之精华，上注于目而为明"，目不仅受先天之精的濡养，在维持视觉功能的过程中，后天之精亦发挥巨大作用，这就不得不提及人体的后天之本——脾胃。"脾胃者，仓廪之官，五味出焉"，脾胃为水谷之海，饮食入胃，游溢精气，脾气散精，上注使目得到濡养而能视，即"五脏六腑之精气，皆禀受于脾，上贯于目""脾虚则五脏之精气皆失所司，不能归明于目矣"，脾运健旺，精气充盛，目始有神，若脾虚，后天精气不足，则可能出现视物模糊不清的症状。"气脱者，目不明"，肺主气，肺气充盛，将脏腑精气上注于目则眼目精明。此外，六腑为传化之腑，传化物而不藏，亦可帮助水谷精微物质输布全身，以滋养双目。

（五）"五轮八廓"学说

"五轮八廓"学说是直接将眼睛的生理、病理与五脏六腑相联系的理论学说，我国出现的第一部眼科专著——隋唐时期的《龙树眼论》首次将"五行"和"八卦"学说引入眼科范围，此后，中医眼科便常依此学说诊疗各类眼疾。

五轮学说以五行、藏象学说为依据，将眼由外向内划分为胞睑、两眦、白睛、黑睛、瞳神五部分，内应五脏，分别与脾、心、肺、肝、肾相联系，依次命名为肉轮、血轮、气轮、风轮、水轮，如图1所示（彩图1）。五脏与眼睛发挥正常的视物功能密切相关，五轮学说为临床上从五脏论治眼疾提供了理论依据。例如，眼睑属脾胃，故眼睑病"麦粒肿"多予清胃泻火之法，眼睑下垂多补脾益气；结膜属肺，故结膜病多泻肺清火；角膜属肝，故角膜病多以滋养肝阴、肝血为主；瞳仁属肾，故白内障多以补益肝肾为主等。

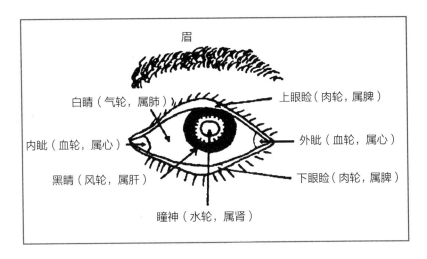

图1

眼睛五轮分区图示

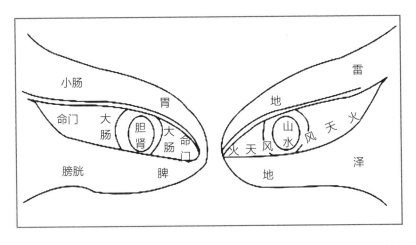

图2

《银海精微》八廓图示

八廓学说是根据八卦、经络理论将眼睛分为八个区域，将眼睛八廓与八卦相对应，《审视瑶函》指出："夫八廓应乎八卦，脉络经纬于脑，贯通脏腑，以达血气，往来滋养于目。"八廓即水廓、风廓、天廓、火廓、雷廓、山廓、泽廓与地廓，与五轮学说不同的是，八廓属腑。八廓意为城郭卫御，各有门路往来，按八卦之方位划分。坎水廓是指瞳仁，属肾，肾与膀胱相表里，膀胱为津液之腑，故又名津液廓。巽风廓是指黑睛，属肝，肝与胆相表里，胆为少阳主长养化育，故又名养化廓。乾天廓是指白睛，属肺，肺与大肠互为表里，大肠为传导之官，故又名传导廓。离火廓是指内眦上方，属心，心与小肠相表里，依附于阳，故又名抱阳廓。震雷廓是指内眦下方，属命门，命门者，龙雷之火，故又名关泉廓，附于火廓也。艮山廓是指外眦上部，属包络，包络者，阴相火也，依附于心为臣使之官，故又名会阴廓，附于火廓也。兑泽廓是指外眦下部，属三焦，阳相火也，蒸化水谷，为决渎之官，故又名清净廓，附于火廓也。坤地廓是指两胞睑，属脾，脾与胃相表里，胃纳水谷，故又名水谷廓。

五轮八廓学说论述了眼睛与五脏六腑的生理、病理联系，脏腑功能失调可表现为眼睛疾患，也可根据眼睛不适诊断脏腑是否发生病变，正所谓"视其外应，以知其内脏，则知其所病矣。"此学说运用整体观念将眼这个局部器官与人体有机地联系在了一起。

二、与眼睛有关的经络

（一）目与十二经脉的关系

1. 足太阳膀胱经、足阳明胃经、手太阳小肠经起止交接循行于目内眦

《灵枢·经脉篇》有关于经脉循行的详细描述："膀胱足

太阳之脉，起于目内眦，上额交巅""胃足阳明之脉，起于鼻，交频中，旁纳太阳之脉""小肠手太阳之脉……至目内眦，斜络于颧"。足太阳膀胱经起于目内眦的睛明穴，与目相距较近，成为目中阳气出入的通道。足阳明胃经起于鼻翼旁，旁纳太阳之脉，该经通过与足太阳膀胱经交汇，从而与目发生关联。手太阳小肠经循行止于目内眦与目外眦，在目内眦即睛明穴处与足太阳膀胱经相交，进一步密切了与目的联系。

2. 足少阳胆经、手少阳三焦经、手太阳小肠经起止交接循行于目锐眦

足少阳胆经与目交接相对频繁，《灵枢·经脉》篇记载："胆足少阳之脉，起于目锐眦，上抵头角，下耳后……其支者，从耳后入耳中，出走耳前，至目锐眦后；其支者，别锐眦，下大迎，合于手少阳。"其次是手少阳三焦经起于无名指尺侧端，"三焦手少阳之脉，走于小指次指之端，上出两指之间……其支者，从耳后入耳中，出走耳前，过客主人前，交颊，至目锐眦。"而手太阳小肠经脉，一支从颊部别出，上走眼眶之下，至内眦睛明穴，与足太阳膀胱经相交接；另一分支循颈上颊，抵颧髎，上至目锐眦，过瞳子髎，转入耳中，亦与目系关系密切。

上述之外，手阳明大肠经、手少阴心经、足厥阴肝经亦与眼目联系密切。《灵枢·经脉》曰："大肠手阳明之脉，起于大指次指之端……其支者，从缺盆上颈贯颊，入下齿中，还出挟口，交人中，左之右，右之左，上挟鼻孔。"手阳明大肠经支脉上行头面，左右相交于人中，上挟鼻孔，循禾髎，终于眼下鼻旁迎香穴，与足阳明胃经相交接。通过足阳明胃经，与目眶下方发生间接联系。又《灵枢·经脉》曰："心手少阴之脉，起于心中……其支者，从心系上挟咽，系目系"，手少阴心经支脉，从心系上挟咽，与目系相联系。此外，手少阴心经别出而行的正经，上出于面，合目内眦，与眼发生联系，故手少阴心经支脉与目系相联系，经别循行至目内眦。该篇亦记载"肝足厥阴之脉，起于大趾丛毛之际……上入颃颡，连目系，上出额，与督脉会于巅"，足厥阴肝经上入颃颡，直接与目系相连，再上出前额，与督脉相会于巅顶之百会。在十二经脉中，只有足厥阴肝经是本经直接上连目系。

（二）目与奇经八脉的关系

奇经八脉中督脉、任脉、阴跷脉、阳跷脉及阳维脉的起止及循行均与眼直接相关，皆以眼部作为起合处所。

《素问·骨空论》曰："督脉者，起于少腹以下骨中央……别绕臀，至少阴与巨阳中络者合，少阴上股内后廉，贯脊属肾，与太阳起于目内眦，上额交巅，上入络脑……其少腹直上者，贯脐中央，上贯心，入喉，上颐环唇，上系两目之下中央。"督脉有一支别络绕臀而上，与足太阳经交于目内眦。另一支脉则从少腹直上，入喉上颐，上系两目之下中央。

《素问·骨空论》曰："任脉者，起于中极之下，以上毛际，循腹里，上关元，至咽喉，上颐循面入目。"任脉循行直接入目。

《灵枢·脉度》曰："跷脉者，少阴之别，起于然骨之后，上内踝之上，直上循阴股入阴，上循胸里，入缺盆，上出人迎之前，入頄，属目内眦，合于太阳、阳跷而上行"，《灵枢·寒热病》曰："足太阳有通项入于脑者，正属目本，名曰眼系。……入脑乃别，阴跷、阳跷，阴阳相交，阳入阴，阴出阳，交于目锐眦。"

《难经·二十八难》曰："阳跷脉者，起于跟中，循外踝上行，入风池。"由此可知，阴跷脉与阳跷脉均上目内眦而入通于太阳经，而阴、阳跷脉又相交于目内眦的睛明穴。

《难经·二十八难》曰"阳维起于诸阳会也"，《十四经发挥·奇经八脉》曰："阳维，维于阳。其脉起于诸阳之会……其在头也，与足少阳会于阳白，上于本神及临泣，上至正营，循于脑空，下至风池，其与督脉会。"阳维脉起于外踝下足太阳之金门穴，经肢体外后侧，上行至头颈，到前额，经眉上，再由额上顶，折向颈后，与督脉会合。

（三）目与经筋的关系

经筋属于十二经脉的筋肉系统，是人体骨骼筋肉之间的连属部分，是十二经脉之气结聚、属络于筋肉间且相互关联的循环体系。经筋虽不与脏腑直接相通，但"脉引经气"，加之十二经筋在循行过程中还结聚缀络于五官九窍，筋的功能与经脉气血的循行和营养输布是紧密相关的。故当经筋受邪时，可能会累及经脉及其所属脏腑和五官九窍，在目之疾患上主要表现为目不合或闭而不张等症。十二经筋的循行分布在《灵枢·经筋》篇中有详细叙述，下面就与眼睛相联系的经筋展开阐述。

1. 分布于上下眼睑处的经筋

《灵枢·经筋》中有云："足太阳之筋，起于足小指上，上结于踝……其直者……结于鼻；其支者，为目上网，下结于顺。"对此，马莳注解："其支者，自睛明为目上纲，下结于目下之顺"；张介宾解释道："网，网维也，所以拘束目睫，司开阖者也。目下之顺为颧，其支自通顶入脑者下属目本，散于目上，为目上网。"由此可知，足太阳经筋循行经过目上，约束着上眼睑，主司眼睛的开阖运动。故当足太阳经筋不能发挥正常的生理功能时，可能会引起目闭无力张开或开而不阖。

"足阳明之筋，起于中三指……下结于鼻，上合于太阳，太阳为目上网，阳明为目下网……其病足中指支胫转筋……急者目不合，热则筋纵，目不开"。足太阳经筋在目上网处有所分布，这一点在前文已有所论述，此处循行经过目下网者乃足阳明之筋，足阳明经筋散络于目下，约束着下眼睑。若经筋受寒则筋急，眼睑闭而不合；若颊筋有热则会引起筋弛纵，从而导致眼睛睁不开。正如杨上善所说："寒则目纲上下拘急，故开不得合也。热则上下缓纵，故合不得开。"

2. 分布于目外眦的经筋

"足少阳之筋，起于小指次指……支者，结于目眦，为外维"，张介宾认为："此支者，从颧上斜趋结于目外眦，而为之目之外维，凡人能左右盼视者，正以此筋为之伸缩也。"这两句引文介绍了足少阳之经筋在眼周的分布，即其循行于双眼的外眦，约束双目外眦，主司左右盼视。"足少阳之筋……其病小指次指支转筋……维筋急，从左之右，右目不开，上过右角"，足少阳经筋本起于足，在项上交叉至对侧，至左右目，因此当足少阳经筋挛缩时，表现在眼睛上的疾患是若从左侧向右侧维络的筋拘急，右眼则睁不开；同理，若从右侧向左侧维络的筋拘急，则会左眼睁不开。

"手太阳之筋，起于小指之上……直者，出耳上，下结于颌，上属目外眦。……其病小指支肘内锐骨后廉痛……应耳中鸣痛，引颌，目瞑良久，乃得视"。杨上善对此注解道"瞑，目闭也，音'眠'"，即当手太阳经筋受邪无法发挥正常的开阖作用时，会出现目闭良久，乃得开视的症状。

"手少阳之筋，起于小指次指之端……其支者，上曲牙，循耳前，属目外眦，上乘颌，结于角。"马莳认为手少阳经筋经过目外眦丝竹空穴处，张介宾则云此筋自耳前行目外眦，后与三阳交会，上出两额左右。当手少阳三焦经筋发病时，在本筋经过的地方，会发生转筋舌卷等症，不利于眼睛正常的开阖和转目功能。

三、与眼睛有关的其他

(一) 眼睛与精气的关系

精气是人体生命活动的基础物质，由先天之精和后天之精组成。精气滋润濡养目以使目明，如《灵枢·大惑论》曰："五脏六腑之精气，皆上注于目而为之精。精之窠为眼，骨之精为瞳子，筋之精为黑眼，血之精为络，其窠气之精为白眼，肌肉之精为约束。"此外，更有"髓海不足，则脑转耳鸣，胫酸眩冒，目无所见"，这一点在前面肾与目的关系的论述中已稍有提及，若精气不足，则会出现目眩耳鸣，视物模糊，昏花不明等症状。

(二) 眼睛与血的关系

《黄帝内经》云"肝受血而能视"，短短六字已然道出"血"对于眼睛的重要性。眼睛体积虽小，与双眼相关的络脉却不可尽数。若因血虚致使络脉失养，则会导致视物不明；若气血瘀滞，或气虚、气机不畅导致血液不能正常运行则会出现目络瘀滞，更会出现目胀、胞睑青紫，或白睛泛有血丝，甚或眶内有包块。不仅如此，若肝气上逆，郁火上攻，血气旺盛，还会出现目赤，目痒，目衄等症。

(三) 眼睛与津液、神的关系

人体内津液中质地较清稀的部分布散于体表以滋润皮肤、肌肉、孔窍，质地较浓稠的部分灌注于骨节、脏腑、脑髓起濡养作用。神是机体的主宰，有神则代表身体康健。津液上注于目滋养濡润之，加之神的主宰，以使双目明亮、视物聪明。若机体津液不足，神失所养，最先释放此信号的便是眼睛，此时，眼睛会出现干涩昏花，双目无神的症状。

第二节 视力的中医生理

一、中医关于视力生理的描述

《审视瑶函·开导之后宜补论》记载:"夫目之有血,为养目之源,充和则有发生长养之功,而目不病,少有亏滞,目病生矣。"中医素有"目得血而能视"的说法,认为目之能视,全赖人体"血气"之濡养,其与五脏六腑、经脉血络等脏腑组织正常生理功能的发挥密切相关。脏腑调和,经脉通畅,是维持视力正常的必要条件。

(一)肝受血而能视

眼睛视物功能与肝脏的关系最为密切。《素问·金匮真言论》言:"东方青色,入通于肝,开窍于目,藏精于肝"。《灵枢·经脉》篇曰:"肝足厥阴之脉,起于大趾丛毛之际……上入颃颡,连目系。"目为肝之外候,肝开窍于目。十二经脉中,足厥阴肝经乃本经直接上连目系,为运行肝脏气血至目之通道。肝所受藏的精微物质通过相连经脉可源源不断地输送至目窍濡养眼睛,维持眼的正常视物功能。

中医学中针对肝脏与目窍视物功能之间关联的直接阐述,可见于《素问·五脏生成》篇,直言"肝受血而能视"。张介宾于《类经》阐释为:"肝开窍于目,肝得血则神聚于目,故能视。"肝主藏血,具有贮藏血液、调节血量的功能。《灵枢·脉度》篇又言:"肝气通于目,肝和则目能辨五色矣。"目为肝脏与外界联系的窍道,肝血对眼睛的濡养尤为重要。若肝脏精血充足,肝气条达,疏泄功能正常,气机通畅,则双眼明亮，黑睛炯炯有神，辨色视物清晰明亮。若肝脏发生病变，则会导致眼部各种病理变化，如肝风或肝火上扰头目可致眼睑红肿、目睛赤痛、视物模糊、头痛头晕等；肝阴或肝血不足，可致眼睑颜色萎黄、眼干、目糊目痒、视物昏花等。此外，肝与胆腑互为表里，肝之余气溢而入胆，胆汁升发于上，可濡养眼目。如《灵枢·天年》言："五十岁，肝气始衰，肝叶始薄，胆汁始减，目始不明。"肝胆机能相互配合，可共同维持目窍正常视物功能。

（二）五脏六腑之精华上注于目而为明

《灵枢·大惑论》曰："五脏六之精气，皆上注于目而为之精。"《审视瑶函》曰"眼乃五脏六腑之精华，上注于目而为明"，可见目之能视，除了肝脏与之关系最为密切，其他脏腑亦发挥着不可替代的作用。

1. 心主血脉，血充目明

《素问·五脏生成》曰："诸脉者皆属于目……诸血者皆属于心"。心主全身之血脉，心气推动血液在脉管内运行不息，循环全身，上注于目，目受血养，才能明视万物、辨别颜色。《灵枢·大惑论》曰"血之精为络"，心主血，心之精气升腾结聚为两眦血络，血络充养，眼目功能方能正常。若心气不足、心血失养，可致目失血养，视物辨色不清，目糊干涩等。

另心与小肠相表里，《素问·灵兰秘典论》曰："小肠者，受盛之官，化物出焉。"水谷由胃受纳而腐熟，传入小肠，由小肠分清泌浊，清者即为水谷之精气和津液，用来濡养全身经脉脏腑、五官九窍。因此，目的功能正常，亦离不开小肠的化物和分清泌浊功能。小肠之火，亦可引动心火上炎，使目赤肿痛，目视不明。

2. 脾化精微，温养目系

脾为后天之本，气血生化之源。《素问·经脉别论》曰：

"饮入于胃,游溢精气,上输于脾。脾气散精,上归于肺,通调水道,下输膀胱。水精四布,五经并行,合于四时五脏阴阳,揆度以为常也。"脾主运化,能将水谷精微物质运化至全身,濡养全身脏腑经脉;脾主升清,能将气血津液等精微物质上输于目以温养眼目经脉,使目能视物辨色。若脾之运化或升清功能失常,目失所养,可致视物不清、双目无神、头晕目眩等症状。

脾胃互为表里,《灵枢·玉版》言:"人之所受气者,谷也。谷之所注者,胃也。胃者,水谷气血之海也。"胃为水谷之海,主受纳腐熟水谷,其精微物质通过脾的运化升清,可濡养双目,保证目之视物功能正常。若胃腑腐熟水谷功能失调,会影响脾的运化升清,致气血生化不足,眼目失于人体精微濡养则易发生眼部各种病变。

3. 肺主诸气,气和目明

《素问·五脏生成》曰"诸气者皆属于肺",肺朝百脉,主一身之气。肺气宣发,能使气血津液敷布全身;肺气肃降,能使水液下输膀胱。肺之宣降正常,则气血津液敷布全身,血脉通利,目得气血津液等精微物质荣养,方能视物辨色功能正常。《灵枢·决气》篇言"气脱者,目不明"。若肺失宣降,则清气不升,气血津液精微物质不能濡养双目,浊气不降,反扰双目,则易导致眼目昏花,视物不明。

肺与大肠脏腑互为表里,《素问·灵兰秘典论》曰:"大肠者,传道之官,变化出焉。"肠中糟粕有赖肺气肃降功能,以推动其排出体外,大肠腑气通顺,亦有利于肺气的正常宣降,二者相互为用,使目络气血通畅,眼目清明。

4. 肾主藏精,精充目明

《素问·脉要精微论》言:"夫精明者,所以视万物,别白黑,审短长。以长为短,以白为黑,如是则精衰矣。"肾为先天之本,所藏先天之精,为全身阴阳之根本。目之能视,与肾中所藏精气关系密切,精充方可目明。又言"肾生骨髓"(《素问·阴阳应象大论》),"脑为髓之海""髓海不足,则脑转耳鸣,胫酸眩冒,目无所见"(《灵枢·海论》),肾精充足,髓海有余,则瞳仁炯炯有神,目光敏锐,视力正常;若肾精亏虚,髓海不足,则易目光昏眩,脑转耳鸣,目糊眼花。

肾与膀胱互为表里,《素问·灵兰秘典论》曰:"膀胱者,州都之官,津液藏焉,气化则能出矣。"在人体水液代谢过程中,肾主调节水液代谢,布散津液至全身;膀胱贮藏津液,化气行水。肾与膀胱相配合,调节水液功能正常,则眼目精气津液荣养正常,眼睛方能维持正常视物功能。

5. 三焦决渎,水调目明

《素问·灵兰秘典论》曰:"三焦者,决渎之官,水道出焉。"三焦为孤腑,主通行元气、精气和津液,可疏通水道,使精气津液上输于目,下输膀胱,布散五脏六腑以濡养全身。《灵枢·五癃津液别》曰:"五脏六腑之津液,尽上渗于目",指出津液上输目系,润泽双目。因此,目之精气津液荣养有赖三焦通调水道、运行精气津液功能的正常。若三焦功能失调,目失津液所养,则易导致眼目干涩疼痛,视物模糊。

(三)经络精阳之气上走于目而为精

《灵枢·本脏》曰:"经脉者,所以行血气而营阴阳。"经络是联系人体五脏六腑、四肢百骸的通道,具有运行气血,沟通表里上下,联络及调节脏腑器官功能的作用。经言,"目者,宗脉之所聚也"(《灵枢·口问》),目窍与十二经脉的关系十分密切,除手厥阴心包经、手太阴肺经、足太阴经、足少阴肾经与目窍间接发生联系外,其余几条经脉均与眼目直接联系,或起、止于眼部,或分布于眼部,如足太阳膀胱经、手太阳小肠经和足阳明胃经起止、交接于目内眦;足少阳胆经、手少阳三焦经、手太阳小肠经起止、交接于目外眦;足厥阴肝经、手少阴心经与目系直接相连等。除十二正经外,经别经筋以及奇经八脉均与目系关联密切,如手太阳与手少阴之经别合于目内眦，足少阳与足厥阴之经别合于目外眦，手足三阳经筋多循行至眼及眼周等，而督脉、任脉、阴跷脉、阳跷脉和阳维脉起止或循行路径均与眼部直接联系。

由上可见，目窍的生理结构与整个经络系统息息相关，其视物功能的正常发挥亦离不开经络系统的支持。正如《灵枢·邪气脏腑病形》篇所言："十二经脉，三百六十五络，其血气皆上于面而走空窍，其精阳之气上走于目而为精。"五脏六腑之精气依靠经络运行而上输于目，维持眼睛正常的视物功能。经络通畅，经气顺达，人身血气精微得以上承，濡养目系，方可视力正常。若由于痰湿、水饮、瘀血等病理因素导致循行或联络眼部的经络失于通畅，经气不利，精微物质供给受阻，目窍失于濡养，视力便会受到不同程度的损害。

二、中医关于青少年（视力）生理的描述

2019年10月，首份《世界视力报告》由世界卫生组织发布，报告指出全球近视人数约为26亿，19岁以下近视者为3.12亿，其中中国城市青少年近视率高达67%。近些年，我国中小学生视力不良检出率依然呈逐年攀升趋势。2020年，教育部公布的青少年视力调查数据显示，"新冠"肺炎疫情期间，由于观看电子屏幕时间增长、户外运动时间减少，与2019年相比，我国中小学生近视率增加了11.7%，其中小学生的近视率增加了15.2%。青少年成为近视的高发群体，与其在该年龄阶段所特有的生理机能状态密切相关。

《素问·上古天真论》中有一段关于男女生长发育周期特点的论述："女子七岁，肾气盛，齿更发长；二七而天癸至，任脉通，太冲脉盛，月事以时下，故有子。……丈夫八岁，肾气实，发长齿更；二八肾气盛，天癸至，精气溢，阴阳和，故能有子……"该段论述指出，男女在不同的年龄段具有不同的

生理特点，而青少年时期恰处于个体生长发育的高峰期，往往伴随着体内机能的迅速健全，性器官和性机能的发育成熟，以及身体外形的剧烈变化。具体表现如下：

（一）女性青少年时期生理特点

女性长到 7 岁左右，肾气便已逐渐充盈，进入换牙期；到 14 岁左右，先天之精化生的天癸在后天水谷之精的充养下达到成熟，并发挥作用，使任脉通畅，冲脉气血旺盛，表现为月经按时来潮，开始有了生育能力。与此同时，生殖器官逐渐发育成熟，卵巢开始排卵，同时周期性分泌激素。第二性征开始显现，声调变高，乳房增大且隆起，骨盆变宽，臀部变大，出现阴毛、腋毛。体重平均每年可增加 5～6 千克，身高平均每年可增长 5～7 厘米。

（二）男性青少年时期生理特点

男性在 8～16 岁，体格稳步增长，除生殖系统外其他系统发育水平逐渐接近成人。到 16 岁左右，肾气充盛，天癸已至，生殖系统发育成熟，阴茎变长，睾丸发育成熟，开始出现梦遗，具备了生育能力。第二性征变得明显，体表有多而密的汗毛，面部胡须生长，喉结突出，嗓音逐渐低沉，肩膀变宽，肌肉发达。生长迅速，平均每年身高增长 5～8 厘米，体重增长 4～6 千克，胸围增长 3～4 厘米。

（三）青少年的近视易感性

《灵枢·天年》曰："人生十岁，五脏始定，血气已通……二十岁，血气始盛，肌肉方长"。从中医学角度来讲，青少年时期尚在身体发育阶段，五脏、血气皆未及盛壮，大多"脏腑娇嫩，形气未充"，容易受到病邪侵扰。加之这一时期，青少年大多面临着繁重的学业压力，青春期性发育也会带来困惑、焦虑等情绪，"血气未定"的他们往往情绪性格不稳定，会出现易怒、易冲动、易忧虑等状态。中医认为七情是人的正常精神活动，并不是致病因素。但如果突然受到剧烈的精神刺激或某些情志活动持续过久，超过了人体生理所能调节的范围，便会导致体内阴阳脏腑气血失调，以致眼病。临床常见青少年由于性情急躁、情志不遂而致近视发生并加重。同时，青春期伴随性器官的发育成熟，性激素的分泌，会使青少年出现手淫等行为，加之课业重压下用脑过度及熬夜等不良生活习惯，极易耗费精气神，造成肝肾阴虚。肝肾精血不足，目失濡养，便易发为近视。

现代研究也表明，青少年的生长发育特点使其对近视有更高的易感性。有学者[①]研究发现，中国学生月经初潮/首次遗精与视力不良有密切关联，不论男、女学生，已进入青春期发育者更容易出现视力下降，并认为这主要与生长激素、雌激素水平等相关。此外，青少年时期除体型、第二性征等身体巨大变化外，眼轴的变化亦不可忽视。研究表明，人眼发育经历着从远视到正视到老化的过程，而青少年时期正处于眼睛从远视到正视发展，眼轴增加的阶段，在这一阶段如果持续存在用眼危险行为，就会导致视力不良程度逐年上升。而青少年正处于学龄期，大多学业强度大，熬夜多，户外活动少，近距离用眼时间长，眼部肌肉与视神经容易因过度紧张而疲劳，视轴与眼轴调节失调，则容易形成近视。

---

① 李艳辉，杨招庚，董彬等.月经初潮/首次遗精与户外活动时间对学生视力的影响[J].中国学校卫生，2018，3（10）：1532-1535.

第二章
近视的发生

第一节 先天因素

一、遗传因素

"双睛近觑是生来，不是生来却祸胎，真火不明真气弱"，清代黄庭镜在《目经大成》中将近视描述为"近觑"，认为该病发于先天真阳不足，明确提出近视的发病与先天相关。清代陈国笃《眼科六要》亦言："盖能近视不能远视者，多由命门真火不足，为病则光华偎敛，肾中真阳不足以回光自照。"瞳神乃先天之气所生，肾中寓先天真阴真阳，若先天不足，眼睛缺少肾精的滋养和命门之火的温煦，则会导致视物不明。

现代医学研究表明，父母生育年龄越大，其后代患近视的风险越高，近视后严重程度也越高。研究发现，子女近视程度与母亲生育年龄呈正相关，且这种关联性在母亲生育年龄大于35岁时更加明显；并发现了一个新的与小儿高度近视相关的基因，该基因突变与父亲生育年龄呈正相关，由此推测父母生育年龄较大可能会增加该基因突变率，从而导致子女高度近视。《素问·阴阳应象大论》曰：年四十而阴气自半。胎儿先天之精受之父母，目受精血而能视，从中医视角来看，上述情况可能是由于父母生育年龄过大，自身脏腑精血亏虚，致使胎元禀赋不足而导致。此外，家庭聚集性研究表明，近视具有遗传易感性，父母双方近视则其子女患近视的风险大大增加，且多数临床报道倾向于在中低度近视患者发病中遗传因素和环境因素共同发挥作用,而在高度近视患者发病中遗传因素起决定性作用。

二、先天性疾病

先天性眼睑下垂、先天性眼睑缺损等先天性眼睑疾病,会影响患儿正常的视物功能,若不及时治疗纠正,则易导致患儿视力下降。国内学者研究报告指出,先天性上睑下垂高居先天性眼病发病率的第二位,发病率大约为0.15%,是导致儿童弱视的危险因素之一,可造成视觉发育期内视功能不可逆的损害。

第二节 后天因素

一、用眼卫生

个人用眼卫生是决定近视发病率最重要的因素之一。研究表明,不良用眼习惯极易导致视疲劳,从而诱发近视。中医学早在唐代孙思邈所著《备急千金要方》中就有关于不良用眼习惯的记载:"数看星火,夜读细书,月下看书,抄写多年,雕镂细作……上十六件并是丧明之本,养性之士宜慎焉。"认为夜晚光线不足时读写,长期从事费眼力的工作等用眼过度的因素是导致目视不明的重要原因。明代《医学入门》亦记载:"极目远视,夜书细字,镂刻博弈伤神,皆伤目之本。"中医认为目为司视之窍,五脏六腑之精气皆上注于目而能视,而久视伤血,若日常生活中长时间伏案作业,过度用眼,则易精血暗耗,脏腑精气不能上输于目或精气衰微,导致目络失养,神光不能发越,从而损伤目力发为近视。

当今社会，随着电子产品的普及，人们花费在手机、电脑屏幕上的时间越来越长，研究表明，电子产品对眼睛的刺激较纸质书本更大，长时间使用电子产品的学生更容易发生近视。尤其在夜间使用电子产品，外界昏暗光线与电子屏幕的明显对比会放大电子屏幕对眼睛的刺激作用。现代医学表明，眼睛长时间盯着手机或电脑屏幕时，屏幕上不断闪烁的光影会持续刺激眼睛，使睫状肌一直处于收缩状态，导致晶状体凸起过久难以恢复到正常状态，则易诱发近视。此外，长时间不间断读写，强光或昏暗光源下读写，眼、书距离过近，眯眼睛视物等不良用眼习惯均会加重眼睛本身的负担，增加患近视的概率。此皆属于中医"久视伤血"的范畴。

二、生活方式

熬夜、饮食失调、缺乏户外活动等不健康的生活方式也是导致近视发病的重要因素。

（一）熬夜

熬夜是诱导近视发生的重要危险因素，一方面，熬夜会造成休息时间不足，无形中导致用眼过度，致使视疲劳得不到缓解，从而诱发近视；另一方面，长期熬夜会导致内分泌失调，亦会对视力造成影响。《素问·五脏生成》篇云："人卧而血归于肝，肝受血而能视。"中医认为"肝气通于目，肝和则目能辨五色矣"（《灵枢·脉度》），而熬夜易耗损肝肾精血，肝肾精血不足则易导致目视不明。《陈达夫中医眼科临床经验》亦指出"能近怯远，是肝肾不足，精血亏虚，目失濡养"，并结合人体解剖学知识提出睫状体和睫状小带属足厥阴肝经，近视是肝失濡养、肝气不疏而导致睫状小带调节失灵所致。

（二）饮食失调

个体平素一饮一食皆需脾胃受纳运化，若饮食失调，影响脾胃正常运化功能，精微物质不能上承于目，则易诱发近视。正如《兰室秘藏》云："五脏六腑之精气，皆禀受于脾，上贯于目……故脾虚则五脏之精气皆失所司，不能归明于目矣。"已有研究表明，若儿童在发育阶段嗜食甜食，则易引发眼部肌肉无力导致近视。甜食在中医视角下属于"肥甘厚味"的范畴，过食则易滋生湿浊，影响脾胃气机升降。所谓"清阳出上窍"（《素问·阴阳应象大论》），脾主升清，五脏六腑之精微经脾运化输送而上承于目，若清气上输失调，目中精气不足，则易诱发近视。清代黄庭镜所著《目经大成》言"脾肾虚损，泄不已，因而近视"，此句首提"近视"之病名，并将其主要病因归于脾肾虚损导致的泄泻，也当是由于腹泻致使脾胃清气在下，不能上承之故。此外陈达夫等提出的"黄斑属脾脏之精华"亦是对中医眼科学理论的补充和发展。

（三）缺乏户外活动

唐代王焘所著《外台秘要》将近视病因描述为"此证非谓禀受生成近觑之病，乃平昔无病，素能远视，而忽然不能者也，盖阳不足，阴有余，病于火者，故光华不能发越于外，而偎敛近视耳"。中医认为人体阳气的充沛对于眼睛视物十分重要，且提倡"天人相应"的养生观，素有"采日精"的养生方法，即通过户外晒太阳来生发清阳之气。若个体在日常生活中久居室内，缺乏户外活动，人体阳气得不到躯体运动以及自然阳光的激发充养，导致阳气生发不足，也会增大近视发病的可能性。《自然》杂志曾发布研究表明：户外活动的时间是近视发生的唯一强相关因素，眼睛接触阳光的时间越短，近视的风险就越高。现代医学研究已证明，在自然光下户外活动，适宜的阳光接触能促进视网膜释放神经递质多巴胺，有助于抑制眼轴的增长而预防近视发生。此外，户外运动时间的增加可以相对减少阅读、书写等易导致眼部疲劳的行为，使眼部肌肉充分放松，也能达到抑制近视发生、发展的目的。

三、颈椎影响

近年来由颈椎病引发近视的人数越来越多，据统计，颈椎病患者中，并发视力障碍者占2%左右。现代医学将这种由于颈椎病或颈部软组织损伤后所致的失明、视力下降、复视等眼底、眼肌、屈光病变称为颈性视力障碍，并将其原因归结于椎—基底动脉供血不良及交感神经功能紊乱两个方面。《灵枢·邪气脏腑病形》云："十二经脉，三百六十五络，其血气皆上于面而走空窍，其精阳气上走于目而为睛。"从中医经络学说来看，颈侧为手太阳小肠经、足太阳膀胱经、手少阳三焦经、足少阳胆经循行所及，手足太阳经均通于目内眦，手足少阳经均通于目外眦，所谓"诸脉者皆属于目"（《素问·五脏生成》），若颈椎发生积累性劳损或退行性病变，很可能会伤及循行颈部的经脉，导致经脉气机不畅，甚至产生瘀血，脉络受阻致脏腑精微不能上承于目，则会引发眼睛病变，使视力受损。

脊椎是承担人体上半身重量和保持稳定的骨骼结构，其中腰椎和颈椎又在此基础上，承载较大范围的活动，长期违背人体力学原理的不良姿势会严重影响骨骼健康发育，对于长期伏案作业的人群来说，颈椎更是成了"重灾区"。青少年作为近视的高发人群，大多学习负担重，伏案作业多，颈部损伤的机会也大大增加，再加上智能手机的普及，大批"低头族"涌现，长时间低头注视手机也易使人患上颈椎疾病，从而导致颈椎疾病患者愈加年轻化，而近视发病与发展的高峰期也多处于个体的青春发育期。种种迹象表明，颈椎病变诱发近视的比重越来越高，已经成为近视发生不可忽略的重要因素。

四、心理因素

情志心理因素亦会对人体视物功能产生影响，"五脏六腑之精气。皆上注于目而为之精"（《灵枢·大感论》），中医五脏素有"五神藏"之称，五脏藏五志，人的情绪变化既受五脏生理功能的调节，亦会对五脏生理产生反作用。人在日常生活中产生的焦虑、抑郁、恼怒等不良情绪，若不及时调节缓解，致使人体气机失调，便会影响人体正常的气血流注及相应脏腑功能，目窍失于脏腑精气濡养，则易导致目视不明。

此外，视力下降本身便会带给患者担忧、焦虑、急躁等情绪。青少年是近视的高发人群，且处于心理和生理快速发展时期，对外界环境压力比较敏感，更容易出现焦虑和抑郁。而竞争性的教育制度更使得青少年面临各种心理问题的考验，对于患上近视的学生来说，看不清楚可能是学习的严重障碍，并由此产生心理压力，导致情绪失调。尤其是高度近视的学生，随着戴镜时间延长、屈光度数增高、眼球凸出明显，可能会引发白内障、青光眼等渐进性不可逆损伤，在学习和健康的双重忧虑下，患者可能会承受持续的精神压力，从而产生抑郁和社会孤立感等心理问题。另有研究发现，近视青少年会减少户外体力活动时间，而阳光和运动是视力和情绪的共同影响因素，随着日常生活中室外活动减少，接触阳光减少，可能会进一步增加近视加深和产生心理问题的风险。有报道显示，22.0% ~ 25.9% 的高度近视患者可能患有抑郁症或焦虑症。

可以说，长期的心理压力既是近视的后果，也可能使视力继续恶化。现代医学研究也表明，眼睛视物功能受自主神经系统调节，最初的视力下降会产生心理压力，而持续的心理压力会导致自主神经系统和血管功能失调，导致近视程度进一步加重，产生更大的情绪心理波动，从而形成恶性循环。

五、光污染

光污染指过量光辐射对人类生产和生活造成不良影响的一种现象，包括可见光、红外线、紫外线等造成的污染。视环境下的光污染大致可分为3种：（1）室外视环境污染，多由建筑物外墙造成，典型的是玻璃幕墙。（2）室内视环境污染，多由室内装修导致的室内不良光色环境造成，较典型的有歌舞厅等。（3）局部视环境污染，多来自书本纸张，以及手机电脑等电子产品。

医学研究表明，人们长期生活或工作在逾量或不协调的光辐射下，视网膜和虹膜都会受到程度不同的损害，导致视力受损。白天阳光照射强烈时，城市里建筑物装饰的玻璃幕墙、釉面砖墙、磨光大理石和各种涂料等所反射的光线十分白亮炫目，瞬间的强光照射会使人们出现短暂的失明现象，普通的光污染也会造成人眼的角膜和虹膜的伤害，抑制视网膜感光细胞功能的发挥，从而引起视疲劳和视力下降。夜间开灯睡觉也属于光污染的一种，研究发现，儿童两岁前若是睡在黑暗房间，发生近视比例约为10%；若是睡在开着大灯的房间中，发生近视比例约为55%，近视发病率远高于夜间关灯睡觉的儿童。此外，在日常工作学习中，近距离读写使用的书本纸张越来越白，越来越光滑，在"强光弱色"的局部视觉环境中，人眼受的光刺激很强，但是眼的视觉功能却受到很大的抑制，视觉功能不能充分发挥，眼睛特别容易疲劳，便会导致近视的发生。

第三节 体质因素

个体体质的类型往往是以先天因素为主导，先天与后天因素联合作用的结果。中医认为体质决定人体正气的强弱，而疾病的发生往往是由于正邪交争，正不胜邪导致。在许多情况下，体质决定了机体对某些疾病的易感性和病变过程的倾向性。近视，尤其是高度近视的发生发展，是一个相对漫长的过程，往往与个体所具备体质特点密切相关。

中医体质观早在《黄帝内经》时期便有论述，《灵枢·通天》篇即记载："天地之间，六合之内，不离于五，人亦应之，非徒一阴一阳而已也，而略言耳，口弗能遍明也……盖有太阴之人，少阴之人，太阳之人，少阳之人，阴阳和平之人；凡五人者，其态不同，其筋骨气血各不等。"在《黄帝内经》年代，古人根据"筋骨气血"差异将个体分为太阴、少阴、太阳、少阳、阴阳平和五态，随着体质学说的不断发展，当代中医临床将个体体质大致分为平和质、气虚质、阳虚质、阴虚质、痰湿质、湿热质、血瘀质、气郁质、特禀质九种。研究表明，高度近视患者中医体质类型构成中，平和质占比最大（35.5%），其次分别为阴虚质、阳虚质、气郁质，其中阴虚质占16.0%，阳虚质占14.8%，气虚质占9.9%，三者合计达40.7%，可见虚性体质是高度近视患者的偏颇体质。这也体现了高度近视是一个漫长的病理过程，符合中医所言"久病必虚"的病因病机特点。除虚性体质外，研究表明，气郁质和血瘀质人群的高度近视发病率亦高于总体发病率，这也体现了中医所言"目得血而能视"的生理特点，气血郁而不通，精微物质上承受阻，影响眼部正常的营养供给，便会导致视力下降。

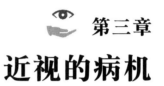

第三章
近视的病机

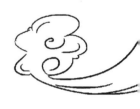

第一节 一般认识

一、肝肾亏虚

肝开窍于目,肝气通于目,肝和则能辨五色;肝主藏血,肝受血而能视。肾藏精,《黄帝内经》曰:"目者,五脏六腑之精也""肾主水受五脏六腑之精而藏之。"清代陈士铎《辨证录》言:"人有能近视而不能远视者……人以为肝血之不足,谁知是肾火之本微乎。"肝肾同源,为母子之脏。若肝肾气实,二脏精血充和,上荣于目,则神光充沛,目力正常。若肾阴不足,水不涵木,精不化血,血不养肝,则会目窍失养,神光衰微,以致光华不能及远,远视乏力,视物不清。

二、心血不足

《素问·五脏生成》篇曰"诸脉者皆属于目……诸血者皆属于心"。心气推动血液在脉管内运行不息,循环全身,上注于目,目受血养而能视物。心藏神,目者心之使,心者神之舍。心神在目,发为神光,才能明视万物。清代《眼科百问》云:"此真水完固,而心血亏损也……因谋虑不遂,以致真血耗散,心神大虚,故光不能及远也,故近视也。"若心血不足，心神失养，神光不能发越于远处，导致发为近视。

三、血虚气亏

眼通五脏，气贯五轮。眼受五脏六腑之精气温煦濡养，故能视物辨色。目之经络中往来生用之气为真气。真气冲和流畅，则目视精明。目得血而能视，眼中之血为真血，为养目之源，充和则有长养之功。《银海精微》言："问曰：能近视不能远视者，何也？答曰：血虚气不足也。"若气血流畅，则脏腑功能正常，五脏六腑之气血充足，皆能源源不断滋养于目，故目视精明。若气血亏滞，以致目失所养，则昏暗不明，视力模糊。

四、清阳不升

脾主运化水谷精微，为后天之本，气血化生之源。脾主升清，可将气血津液等精微物质上输于目以温养眼目经脉，而使目能辨物视色。《兰室秘藏》云："五脏六腑之精气，皆禀受于脾，上贯于目……故脾虚则五脏之精气皆失所司，不能归明于目矣。"后世陈达夫等提出"黄斑属脾脏之精华"，黄斑是目中神光发越的源泉，是视网膜上视觉最灵敏的部位，决定中心视力的质量，黄斑能否保持正常生理功能，依赖脾所化生后天之精气的充养。若脾之运化或升清功能异常，脏腑精气不能上养目窍，使目失所养，则会发为近视。

五、阳虚阴盛

目能视，须脏腑气血充养，若阳气不足，神光不能远照；

阴气相对偏盛，虚火上攻头面，邪害空窍，皆致近视。李东垣云："能近视不能远视者，阳气不足，阴气有余。"点明了近视阳虚阴盛的内在病机。其后明代傅仁宇对此做了进一步阐释："能近视而不能远视者，阳不足，阴有余，病于少火者也。无火，是以光华不能发越于远，而拘敛近视耳。"若生理之火不足，不能温煦脏腑组织，则易导致光华局限，视物不清。

六、脉络瘀阻

《灵枢·口问》言"目者，宗脉之所聚也"。《灵枢·邪气脏腑病形》言："十二经脉，三百六十五络，其血气皆上于面而走空窍，其精阳气上走于目而为睛。"目的正常功能有赖于经脉通畅，将气血精微物质上传于目。《血证论》云："瘀血在上焦，或发脱不生……目不了了。"若因痰浊瘀血等因素导致脉络瘀阻，经气不畅，目络不通，则眼目无法正常发挥视物功能，便易导致近视。

第二节 特色理论

一、"肝肾—脑目"理论

该理论由山东中医药大学附属眼科医院院长毕宏生教授等提出，毕教授团队在总结多年临床经验的基础上，着眼于充分发挥中医药在防控近视方面的优势，探究其病因病机，构建了中医治疗近视的"肝肾—脑目"脏腑理论并指导临床。

（一）理论依据

1. 脏腑与目的关系

五脏一体观，是指通过经络的沟通联络作用将人体的脏腑、形体、官窍等构成了以五脏为中心的五个生理病理系统，各个系统之间在结构与机能上是完整统一的。目为五官之一，与脏腑有着密切的内在联系。《审视瑶函·内外二障论》云"眼乃五脏六腑之精华，上注于目而为明"。《灵枢·大惑论》曰："五脏六腑之精气，皆上注于目而为之精。"提示眼的正常功能依赖于五脏六腑精气的滋养。

精气是人体一切生命活动的物质基础，若脏腑功能失调，精气化生失常，则不能输送精气至目，致使眼部功能异常。《太平圣惠方·眼论》谓："明孔遍通五脏，脏气若乱，目患即生；诸脏既安，何辄有损。"表明目病与脏腑病变密切相关。任何脏腑的病变都可以直接或者间接地反映于目，其中，肝、肾两脏病变与近视的发生发展关系尤为密切。

肾与目的关系：肾精充足，目视精明。《灵枢·大惑论》曰："目者，五脏六腑之精也。"《素问·上古天真论》曰："肾者主水，受五脏六腑之精而藏之"。目以精为本，有了五脏六腑精气的濡养才得以形成，视瞻作用才得以发挥，而肾之精气的盛衰直接影响到眼目的视物功能。《素问·脉要精微论》云："夫精明者，所以视万物，别白黑，审短长；以长为短，以白为黑，如是则精衰矣。"肾寓阴阳，涵养瞳神。肾之阴阳是全身阴阳之根本，五脏阳气从肾阳升发，五脏阴气依靠肾阴滋养，瞳神的供养也依靠肾的精华而化生，正如《审视瑶函·目为至宝论》云："肾之精腾，结而为水轮。"瞳神属于水轮，内藏神光。《灵枢·大惑论》曰："阴阳合传，而精明也。"阴阳是目视精明的基础，肾之阴阳直接影响了眼目的视觉功能。以上均表明肾与目关系密切。

肝与目的关系：肝开窍于目，主藏血，目受血而能视；肝气通目，则能辨色视物。《灵枢·五阅五使》曰："目者肝之官也"。肝之血上传于眼目，人眼的视觉功能得以维持。《诸病源候论·目病诸候》中提到过劳易损伤肝脏，肝之气受损，进而使肝肾的精气亏虚，视远不能，表明肝与目关系密切。

2. 肝肾—脑目的关系

《审视瑶函》云："目形类丸……内有大络者五，乃心肝脾肺肾各主一络……皆悬贯于脑，下达脏腑，通乎血气往来以滋于目。"说明脏腑和脑目密切相关。肾能生髓，目系属于脑。《素问·阴阳应象大论》提道："肾生骨髓"；《灵枢·海论》曰："脑为髓海"；《灵枢·大惑论》言目系："上属于脑，后出于项中。故邪中于项……则随眼系以入于脑，入于脑则脑转，脑转则引目系急，目系急则目眩以转矣。"提示肾主藏精，精能生髓，向上充盈于脑；脑为髓海，目系上属于脑；肾精充足，髓海得充，目之精充足而视明。《医林改错》曰"精汁之清者，化而为髓，由脊骨上行入脑，名曰脑髓。……两目即脑汁所生，两目系如线，长于脑，所见之物归于脑"，且肝肾同源，故认为肝肾—脑目之间存在着明确的密切的内在关联。同时，肝肾—脑目之间还通过经络互相联系，目为经脉之所聚，五脏六腑之精微物质通过经络注目入脑，为目与脑发挥正常生理功能提供物质基础。

（二）理论内涵

目通过目系与脑相连，发挥正常的视瞻功能，同时目的神光是脑神的一部分，目的视瞻功能也是脑主感觉运动功能的一部分。肾藏先天之精是脑和目生成、发育的物质基础，为目接收光信息并正确传递给大脑的保障，脑的分析和识别能力又是视觉形成的关键，所以，在视觉形成的过程中，肝、肾、脑、目之间存在密切联系。肾中精气的盛衰决定了人体的生、长、壮、老、已，目和脑的生长发育同样也受肾精调控。肝血充沛，肾中精气充足，则生髓充脑，髓海得养，神机运转如常。目因精而明，精乃目之体，明乃目之用。精不仅是目生长发育的根本，同时也是目维持其视瞻功能正常活动的物质保证。

肾所藏精可化生肝血濡养目之源，是"肝受血而能视"的物质基础；肾所藏精可生髓充脑，目系通于脑，脑作为神明之府是肾主目得以实现的重要环节之一。在目的形成、视觉的发育、衰老以及疾病的发生发展过程中，肾之精气盛衰占据重要位置，进而确立了肾在视物功能中的主导地位。《审视瑶函》曰"肝经不足肾经病"，过度使用目力使肝肾亏虚从而导致近视而远视模糊。《医学入门》认为，肝肾亏虚会导致目能视近但是不能视远，宜用补益肝肾的方剂肾气丸。研究表明，高剂量温肾益精方干预凹透镜远视离焦诱导豚鼠的近视模型，通过相对上调 IGF-Ⅱ mRNA 表达，可对透镜诱导球壁巩膜重塑，起到抑制近视发展的作用。

综上所述，近视发病"肝肾为本，脑为枢纽，目为标"若"肝肾—脑目"体系中某一个环节出现问题都可能导致近视。由于先天不足或后天失养，肾气不足而导致肝肾阴精亏损，精气不能上承，髓海空虚，神识不足，目失所养，神光发生无源，发越无能，视力欠缺从而导致近视。

（三）临床应用

针对儿童青少年近视发生发展的特点，将儿童青少年近视分为近视临床前期、假性近视和真性近视 3 个关键阶段。并根据"肝肾—脑目"脏腑理论，提出治疗近视当标本兼调，启枢明目，在近视发生发展不同阶段采取相应的治则治法，取得了较好的临床效果。

1. 近视临床前期

本期患者发病之本在于肾，多是禀赋不足，肾精、肾阳亏损，目失濡养。小儿稚阴稚阳之体，或因禀赋不足，或因劳瞻竭视，阴阳失调，肾精失充，目失濡养，发为近视。本阶段近视的发生主要与遗传因素有关。《灵枢·天年》曰"人之始生……以母为基，以父为楯"，说明人类胚胎是父母两精结合而成，父母的健康状况与后代联系紧密，遗传是近视形成的一个重要因素；另外，环境因素也是罹患近视的高危因素，唐代孙思邈《备急千金要方》中指出"极目远视，博弈不休"是"丧明之本"，说明合理用眼，爱惜目力，培养良好的用眼习惯的重要性。因此，本阶段的治则为填补肾精，以防为主，充分发挥中医治未病的理念，早期筛查，定期检查，健康宣教，调节用眼行为，增加户外活动时间，合理膳食，以及采取推拿、穴位贴敷、耳穴压豆等治疗方法，预防近视的发生。

2. 假性近视阶段

本期患者发病之本在于肝，仍为功能性改变。《诸病源候论》认为："若劳伤腑脏，肝气不足，兼受风邪，使得精华之气衰弱，故不能远视。"劳瞻竭视，过用目力，肝气失和，筋脉挛急，且肝为"罢极之本"，因此，本阶段近视乃肝脉挛急，眼睫状肌痉挛所致。治则为养肝解痉，针对调节痉挛的不同程度及病程，开展中西医综合防控，在视觉训练或者睫状肌麻痹剂基础上，给予针刺、艾灸、离子导入及解痉明目中药以养肝解痉，多能获得良效。韩贯宇等研究报告，针刺形成的刺激信号可抑制视觉下中枢，降低副交感神经兴奋性，使睫状肌兴奋性降低，痉挛得以解除，从而改善视力。

3. 真性近视阶段

本期患者发病之本在于脑目，肾生髓，脑为髓海，目系上属于脑，因此，脑既是主司视觉的器官，也是连接肾与目的枢纽。髓海失充，目失所养，神光不能发越，就会形成近视。由于前期先天禀赋不足，加之后天用眼不当，肝肾受损，脏腑失调，波及脑目为病，为器质性改变。治则为补益肝肾，充脑明目，并根据患者近视程度、病程、发病年龄等，在框架眼镜或者角膜塑形镜基础上给予视觉训练、针灸、推拿、离子导入等中医外治法及中药辨证论治，中西医综合防控，实现最佳防控效果。

近视发病"肝肾为本，脑为枢纽"，治疗近视当标本兼调，启枢明目。传统理论认识多强调肝肾不足为病，肝肾与脑目联系不够，对实际临床治则治法指导不足，新的"肝肾—脑目"脏腑理论全面地阐释了近视的病机，能够指导临床在近视发生发展的不同阶段采取相应的治则治法，充分发挥中医防控近视的优势。

二、"命门—肾目相通"学说

该学说由中国中医科学院研究员霍蕊莉、刘兵等提出。他们在深入研究古代文献的基础之上，结合针药并用、内外合治的临床体会，提出近视问题的"命门"说。该学说直接立足于《黄帝内经》"命门"之论，经过系统思考、临床验证而创立。

（一）理论原理

1. 目为命门

眼睛在古代被称为"命门"，这在《黄帝内经》中有所记载。如《黄帝内经》："太阳根于至阴，结于命门。命门者，目也"，"足太阳之本，在跟以上五寸中，标在两络命门，命门者，目也"。唐代医家王冰注解为："命门者，藏精光照之所，则两目也。"清代医家张志聪解为："命门者，太阳为水火生命之原，目窍乃经气所出之门也。"可见，眼睛是人体"藏精光照之所""经气所出之门"，所以，被认为是"命门"。由《黄帝内经》不难看出，眼目是足太阳经之"标"所在的位置，可以反映足太阳经阳气的多少。目不明者，多为足太阳经阳气不足的反应，反过来说，激发足太阳经经气，是可以治疗视力下降的。其中的理论依据还见于《灵枢·寒热》："足太阳有通项入于脑者，正属目本，名曰眼系。"临床应用足太阳"通项入于脑"的部位"天柱穴"治疗近视，效果立竿见影。

2. 肾亦为命门

对于肾亦为"命门"之说，不同医家有不同认识。唐代医家杨上善认为"肾为命门。"而《难经》认为右肾为"命门"，并指出"命门者，精神之所舍也，男子以藏精，女子以系胞，其气与肾通"。清代医家陈修园认为"凡人受生之初，先天精气聚于脐下，当关元、气海之间。其在女者，可以手扪而得，俗名产门。其在男者，于泄精之时，自有关阑知觉。此北门锁钥之司，人之至命处也……"清代医家唐宗海指出："两肾中一条油膜，为命门。"总之，肾与命门关系密切。可以说，命门的生命能量是来自肾（阳）的。

3. 肾与目的关系

杨上善将"目为命门"及"肾亦为命门"结合而论，他说："肾为命门，上通太阳于目，故目为命门。"这即是"命门—肾目相通"学说的直接理论来源。这个学说所侧重的是肾与目的关系，将一切视力问题向"肾"求解。这和"肝开窍于目"的传统认识有所不同，亦有联系。就临床观察而言，此学说具有特别的现实价值。除了"命门—肾目相通"所体现的生命能量、经气的肾与目关联规律之外，还有两条隐藏之线，将二者关系紧密结合：（1）肾阳（→督脉）→足太阳之阳→眼睛的阳气；（2）肾阴→肝血（水生木）→眼睛的阴气。故而，长期的视力问题，其本质还需调肾。

（二）临床应用

1. 节制肾阴、肾阳的消耗

通过在临床中观察，近年来，青少年儿童的近视多见于其肾阴、肾阳的消耗，而不仅仅责之于用眼卫生等。比如，越来越多的青少年睡得太晚，甚至熬夜，而熬夜最为消耗肾阳；有的青少年还存在睡眠浅等情况，从而睡眠质量不高，这便消耗了肾阴。肾的消耗可以引起一系列连锁反应。肾阳虚，则督脉阳气不足（有些小孩坐着直不起腰来，就是督脉阳气的不足），足太阳阳气也不足，不能通过其"通项入于脑"给眼目提供足够的阳气，则视力必定下降。肾阴亏，则肝血不足，对于眼睛的滋养乏源，也会导致视力的下降。除了睡眠情况，过度消耗脑力，频繁手淫，过度观看网络上具有刺激性的视频或网页，也会消耗肾气，从而导致近视的发生或加重。想从根本上防治近视，就需要在生活方式上，节制肾阴、肾阳的消耗。

2. 采用补肾之法治疗近视

根据"命门—肾目相通"学说，采用补肾法以养眼防治近视，可取得较好的临床疗效。临床一般可分肾阴亏、肾阳亏两个方面分别论治。

（1）肾阴亏（伴肝血不足）

【表现】视力下降，时有眼睛干涩或灼热情况发生，夜间常有盗汗，口干。

【方药】常选用中成药杞菊地黄丸、左归丸等治疗。中药处方可选用经典明目方如金髓煎丸（《御药院方》载，此方可"滋血益水，去风助目。主眼目昏花，远视不明，久视乏力"）加减。

【艾灸】可艾灸双足涌泉穴，滋水涵木，引火下行。

【点穴】可点按复溜穴（需长期坚持点按，是治本之法）、外关穴（掐外关穴，可使干涩的眼睛瞬间滋润，是治标之法）。

（2）肾阳亏（伴足太阳经阳气不足）

【表现】视力下降，视力随着视物时间延长而逐渐降低，眼不干涩，伴有怕冷、腰背乏力、颈部不适等。

【方药】可选用中成药桂附地黄丸、右归丸等治疗。中药处方可选用经典明目方养火助明汤（《辨证录》谓此方"补命门之火，助阳益阴，主能近视而不能远视"）加减。

【艾灸】可艾灸命门穴，灸透至腹部温暖，以补命门之火。

【导引】双手握拳，拳心虚空，贴在肾俞，利用膝关节的上下抖动进行反复摩擦，双拳不动，双脚随着身体抖动轻微起踮，感觉到腰部轻微发热为止。膝关节在抖动时带动了全身的抖动，而双手虚空握拳只是贴在肾俞，是不动的，当身体抖动时，手自然与身体摩擦。

（来源：胡海牙先生瞬间强肾法）

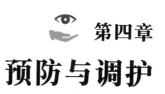

第四章
预防与调护

第一节 科学用眼

近年来，随着科学技术的进步和社会快节奏的发展，人们的用眼频率越来越高，但相应的护眼意识并没有随之增强。在导致视力不良发展的众多因素中，过度用眼、坐姿不当、缺乏户外运动等应当受到大家的重视。很多时候，眼睛都处于高度集中状态，不能得到真正的放松，因此近视的患病趋势逐渐增高。2021年7月，国家卫健就儿童青少年近视防控和暑期学生健康有关情况举行发布会，指出：2020年，我国儿童青少年总体近视率为52.7%；其中6岁儿童为14.3%，小学生为35.6%，初中生为71.1%，高中生为80.5%。2020年总体近视率较2019年（50.2%）上升了2.5个百分点。成年人抑或工作繁忙，或无纸化办公，或把电子游戏、短视频等当作娱乐休憩方式等而忽视日常对眼睛的保护，视力情况同样不容乐观。因此，保护视力刻不容缓，除家长和学校应加强对青少年保护视力的宣传教育之外，在日常生活中大家共同培养科学用眼的好习惯也非常重要。若能纠正人们错误的用眼习惯，保持正确的阅读姿势，调整适宜的光线强度，并适当参加一些户外运动，将会在很大程度上降低近视率。

一、用眼适度

（一）减少用眼时长，定时休息放松眼睛

互联网的飞速发展给我们带来了很多便利，人们足不出户便能够了解各种实时资讯，但同时也无形中"偷"走了大家的时间。现在，不论是上班族还是学生党，或是退休人员，都可以随时随地拿出手机刷着各种各样的信息、小视频。这就使本应让大脑和眼睛得到放松的时刻，却被各种各样网络媒介占据，更有甚者，观看电子产品的时间长达数小时。人眼在观看电子屏幕时，常会被内容所吸引，眨眼频率会降低66%左右。这会使眼球的泪液分泌减少，影响对眼球的润滑作用，患干眼症的概率大大增加。专家指出，成人每天看手机、平板、电脑、电视等电子产品时间不宜超过4小时，且应每观看半小时之后休息10分钟，而10岁前儿童应控制在1.5小时以内，避免因长期用眼引起视疲劳、眼睛干涩等症。

另外，对于学生群体来说，一个影响眼健康的很重要的因素便是繁重的课业负担。厚重的作业常常压得青少年喘不过气来，在完成作业的过程中，视神经持续高度紧张，眼睛处于疲劳状态，若坐姿不当更会增加患近视、斜视的风险。为了缓解眼疲劳，避免近视及斜视的发生，学生们在写作业的过程中可在保持专注约1个小时之后，放松10分钟以休息眼睛。

（二）合适的光源或灯光

光线穿过角膜、晶状体，映射到视网膜成像，形成视觉。人眼的晶状体承担着成像和保护视网膜的双重作用，有效隔绝了紫外线和红外线。但是，短波蓝光具有极高能量，能够直接穿过晶状体到达视网膜，对视网膜造成不可逆转的伤害，使眼部疲劳程度加深，患近视可能性增加。很多人习惯睡前

在黑暗中看手机或电视，这对眼睛的伤害更大。在黑暗环境下，为了看清楚物体，人的瞳孔会增大，使更多的光线进入眼睛，导致眼压升高，易诱发青光眼。同样，过强的光线对眼睛的刺激非常大，人眼在强光环境下会缩小瞳孔，长时间下会造成视疲劳，损伤视力，甚至会出现夜盲症、白内障等眼疾。

过强或过弱的光线都将直接影响眼健康。因此，要注意避免长时间处于光线过强或过弱的环境中。比如，在黑暗中看手机或电视时，应开一盏灯，且应注意控制观看时间来减轻眼睛的负担。强光下也要注意保护眼睛，在强光环境工作的人员应注意佩戴护目工具，如驾驶员要带上太阳镜，电焊人员要通过戴护眼镜来保护眼睛。

二、姿势正确

大家在阅读、工作或玩手机时，常常会沉迷其中，不自觉便忽略了时间，在长时间用眼时，因没有很好的自制力，不能一直保持端正的坐姿，过不了多久就趴在桌面上，东倒西歪，眼睛与书本或电子屏幕距离过近。这就会使眼轴拉长而发生、发展为近视；或者导致眼睛失去调节功能，人眼为了看清事物，便会费力把晶状体的曲度加大，拉近焦点，晶状体就要一直处于高屈光度状态，睫状肌也会高度紧张，久了就会使肌肉调节能力下降，不免会给眼睛造成损害，造成眼疲劳。

此外，视物时也应尽量避免仰卧、俯卧、侧卧位，更不能把头颈埋得太低。因为这样不仅会伤害身体的颈、腰椎，更会对眼睛造成不可逆转的伤害。因此，端坐位是视物时的最佳姿势，大家坐位视物时，应挺直后背，双腿自然放松，双脚置于地面，保持视物内容与视线齐平。

（一）书写时谨记"一尺、一寸、一拳"歌诀

一尺是指眼睛离书本的距离，约30厘米，一拳是指胸部离桌子的距离，一寸是指手指离笔尖的距离。"一拳、一寸、一尺"原则，即上身保持直立，可略微前倾，胸部距离桌子保持一拳距离；握笔时，手应握在距离笔尖一寸的位置。头部端正，自然前倾，眼睛离桌面约一尺距离。脚部放平，双肩自然下垂。如此一来，既可保护视力，也能让身体处于一个舒服的状态来学习。

（二）使用手机时的坐姿：颔首持平

多数人坐着玩手机时，不知不觉就变成了半躺的姿势，或者是长时间低头玩手机，这样不仅危害身体健康，对颈椎和腰椎有不同程度的损害，更会严重伤害到眼睛。因此，尽量要用双手拿手机，将手机放在中间位置观看，而不是半躺着，斜眼看手机。头部不要过度前倾，可用枕头或其他物体支撑肘部，手机画面应与视力范围持平，有"颔首"的感觉即可。

三、户外运动

现代人大多居住楼房，忙碌之余，多选择看电影、玩电子游戏的方式来放松自己。这类娱乐休闲方式均局限在室内，不仅是对身体的约束，更是对眼睛的绑架，眼睛接收最多的是电子屏幕发出的光亮，一直处于在岗状态不免疲劳。研究发现，近视，特别是高度近视的人群比正常视力的人群眼压偏高，因此眼内压高易使眼轴变长而发生和发展成近视。适当的户外运动可以降低眼压，从而减少近视的患病率。另外，运动可以加

强眼肌中睫状肌的调节功能，使之张弛有力，眼睛不易发生近视。因此，闲暇时光不妨去户外走走，给眼睛放个小长假，放松一下，岂不快哉！

在空旷的室外进行运动，眼睛会自然而然地眺望远方，这在很大程度上能够放松眼睛。当人们注视远方时，交感神经开始兴奋，睫状肌从紧张状态转换为松弛状态，有助于消除视疲劳。另外，户外活动时接触到的自然光源，也对缓解眼疲劳有很大帮助。下面介绍几个日常生活中常见的运动，对于改善视力、放松眼睛有很大的帮助。

（一）羽毛球

在打羽毛球的过程中，为了看清羽毛球的轨迹，人眼的睫状肌、眼球内的晶状体以及悬韧带不断地收缩松弛，极大地锻炼了眼睛。如在击球过程中，人眼的睫状肌会自觉收缩、悬韧带自然松弛，眼球内的晶状体根据自身弹性曲度变大，折光度增大；回球时，眼球运动则刚好相反，睫状肌放松，连接晶状体的悬韧带紧张，晶状体扁平。在一来一回的击球、回球过程中，眼部睫状肌一次次地得到收缩和放松，极大地促进了眼球周围的血液循环，从而改善了睫状肌功能，长期锻炼能够很好地改善视力，缓解因长期用眼引起的视疲劳，也在一定程度上遏制了弱视的发展，甚至可以辅助治疗内视眼（对眼）。

（二）乒乓球

在打乒乓球时，双眼以运动中的球为目标，眼球随着乒乓球的跳动而不停地远、近、上下、左右转动。眼球在不断转动时，通过睫状肌的运动来调节乒乓球物像落在视网膜的位置，或在视网膜之前或在视网膜之后，这个调节过程可很大程度上改善睫状肌的紧张状态，使眼球得到有规律的放松和收缩。眼外肌亦被带动起来不断活动，同样能够加速眼球周围及内部的血液循环，改善视力，消除眼疲劳，从而起到预防近视的作用。

其他如踢足球等这些在室外空旷的绿色草坪上进行的运动，可充分放松眼球组织，使睫状肌、晶状体随着足球的运动不断收缩和放松，缓解睫状肌疲劳，对于预防和改善视力都有很好的作用。

第二节　明目食物

一、一般食物

在日常生活中，对眼病具有食疗价值的食物很多，以下列举一些生活中常见的果品、蔬菜、谷物和畜禽类食物，以供大家日常食用参考。

（一）猪肝

【性味归经】味甘，性温，归肝经。
【功用】补肝、养血、明目。
【用法用量】炒用或煮熟凉拌均可。
【注意事项】
（1）猪肝含胆固醇较高，食用过多会增加心血管负担，高血压、冠心病患者当少食。
（2）猪肝中铜元素含量较高，易氧化破坏维生素C，故不宜与维生素C同食。

【现代研究】

猪肝中含有丰富的维生素A，能保护眼睛，维持正常视力，有效地防止眼睛干涩、疲劳。此外，猪肝中铁质丰富，是常用的补血食物，可调节和改善贫血病人造血系统的生理功能。

（二）大枣

【性味归经】味甘，性温。归心、脾、胃经。

【功用】安中养脾，平胃通九窍；补气养血增津液以明目。

【用法用量】日常水煮食，3～15枚，可加少量生姜同煮。可洗净后直接食用。

【注意事项】

（1）脘腹作胀，苔腻痰多者，慎用。

（2）大枣含糖量高，糖尿病患者不宜食用。

【现代研究】

大枣中含有丰富的维生素A和胡萝卜素，胡萝卜素在体内亦能够进一步转化为维生素A，多补充维生素A可帮助治疗眼部疾病，降低视力减退的概率，保护视力。同时大枣中含有丰富的三萜类化合物，可缓解视疲劳，预防近视。

（三）花生

【性味归经】味甘、性平。归脾、肺经。

【功用】健脾养胃，润肺化痰。红衣花生可补血生血，食之可濡养双目。

【用法用量】水煮食用，30～100克。煮汤服，10～15克。日常炒食或生食，适量。

【注意事项】

（1）大便溏泄者不宜多食。

（2）发霉花生不能食用，因其易产生黄曲霉素，有致癌作用。

【现代研究】

花生的营养价值很高，含有丰富的维生素A、维生素B、维生素E、维生素K和铁、锌等物质。花生可抗氧化，缓解视疲劳。花生还含有丰富的脂肪和蛋白质，人眼球的玻璃体需要大量胶原蛋白，同时蛋白质具有维持神经系统功能正常的作用，帮助保持视力健康。

（四）黑芝麻

【性味归经】味甘，性平。归肝、肾、大肠经。

【功用】滋补肝肾，养血益精。久服轻身不老，明耳目，填髓脑。

【用法用量】水煎服，9～15克。平素炒熟研末服用，制作食品馅心。

【注意事项】大便溏泄者不宜食用。

【现代研究】

黑芝麻种子中含脂肪油，为油酸、亚油酸、棕榈酸、硬脂酸等的甘油酯，可帮助缓解眼睛干涩；另含维生素E，植物甾醇，卵磷脂，叶酸，脂麻苷，蛋白质，磷、钾、钙、铁等元素，可抗氧化，抗衰老，不仅可治疗须发早白，耐饥延年。还能保护眼睛，常食用可使眼睛明亮有神。

【文献依据】

《名医别录》："久服明耳目，耐饥，延年。"

《医林纂要·药性》："黑色者能滋阴，补肾，利大小肠，缓肝，明目，凉血，解热毒。"

（五）石榴

【性味归经】味甘、酸、涩，性温。归肺经。

【功用】生津止渴；石榴皮止血杀虫，明目乌发。

【用法用量】水煎服,3～9克。日常生食或榨汁饮用,适量。

【注意事项】不宜过量食用。

【现代研究】

石榴中含有大量的营养成分,果汁含所有人体必需氨基酸,其中的缬氨酸和甲硫氨酸(蛋氨酸)含量相当高。果汁还含有钾、钙、镁、钼、铜、铁等元素。不仅能够很好地补充人体所需的营养元素,而且其中所含的花青素、维生素C、石榴多酚等物质还能够保护眼部皮肤,缓解眼疲劳,预防近视。

【文献依据】

《滇南本草》:"……退胆热,明目。"

(六)玉米

【性味归经】味甘,性平。归胃、大肠经。

【功用】祛湿清热,利尿消肿,降眼压明目。

【用法用量】煮食,煮粥或汤,或制作成其他食品。

【注意事项】不宜单独长期大量食用,以免导致营养失衡。

【现代研究】

玉米具有很高的营养价值,种子含淀粉、脂肪油、生物碱类,并含有维生素 B_1、维生素 B_2、维生素 B_6、烟酸、泛酸、生物素等B族维生素,能够缓解过度用眼引起的眼睛干涩。还含有叶黄素和玉米黄质等类胡萝卜素,具有很强的抗氧化作用,能够保护眼睛中叫作黄斑的感光区域,吸收进入眼球的有害光线,从而保持黄斑的健康,能够预防老年性黄斑变性和白内障的发生,可保护视力。

(七)番茄

【性味归经】味酸、甘,性微寒。归脾、胃、肝经。

【功用】生津止渴,健胃消食,改善视力,预防夜盲。

【用法用量】生食或榨汁饮，适量。制作菜蔬，炒用，炖汤，凉拌等。

【注意事项】

（1）素有胃寒者不宜食生冷番茄。

（2）不可食用未成熟的青番茄，因其含龙葵碱，服后轻则口腔感苦涩，严重者会出现中毒症状。

【现代研究】

番茄中含有丰富的胡萝卜素及蛋白质，葡萄糖、钙、铁、磷、钠、镁、钾等元素；还含有维生素A、维生素B_1、维生素B_2、维生素C，后者能够很好地帮助改善视力，预防夜盲症；同时还可以预防黄斑变性，降低患白内障的风险。番茄中富含的番茄红素、叶黄素、玉米黄质等抗氧化剂能够保护眼睛免受光刺激带来的损伤。因此，番茄对于保护眼睛有很好的作用，经常食用能改善视力，预防近视。

（八）胡萝卜

【性味归经】味甘，性平。归肝、肺、脾经。

【功用】健脾和胃，清肝明目。

【用法用量】水煎服，40～120克。生食、煮食、榨汁饮、炒用、煲汤、凉拌等。

【注意事项】

（1）胡萝卜忌与过多的醋同食，易破坏其中的胡萝卜素。

（2）胡萝卜素是脂溶性物质，其在小肠壁内与脂肪酸结合方可吸收，因此食用胡萝卜时与油脂性食物同用为佳。

（3）大量长期食用胡萝卜，皮肤会发生黄染，这是由于胡萝卜素储藏于体内所致，停食后黄染会逐渐消退。

【现代研究】胡萝卜里富含维生素A、维生素B_1、维生素B_2、维生素C、花青素等。可帮助缓解眼部干涩，视物模糊等不良症状，同时还可预防夜盲症。维生素A还能够滋养视网膜上的神经细胞，可保护视力，预防夜盲症。同时胡萝卜还含有叶黄酸、叶黄素等，具有抗氧化的作用，能够保护视网膜，预防黄斑变性，起到保护眼睛的作用。

【文献依据】

《福建药物志》："滋肝明目，凉血润肠。"

二、药食两用

药食两用的食物在日常生活中亦较为常见，且常常有优于普通食物的明目保健效果。现详论于下，以供日常食用参考。

（一）芡实

【性味归经】味甘、涩，性平，归脾、肾经。

【功用】补脾止泻，除湿止痹，益精强志；久服轻身延年，聪耳明目。

【用法用量】洗净后水泡片刻或炒制，日常可煮粥、炖汤食，适量。

【注意事项】

（1）大小便不利者不宜食用。

（2）食滞不化者慎用。

【现代研究】

芡实含淀粉、蛋白质、脂肪，以及磷、钙、铁等元素，维生素 B_1、维生素 B_2、维生素 C、烟酸、胡萝卜素等能够起到很好的保护眼睛，预防近视的作用，长久食用不仅可以改善视力，还可聪耳乌发。

【文献依据】

《神农本草经》："主湿痹，腰脊膝痛。补中，除暴疾，益精气，强志，令耳聪目明。"

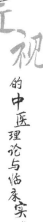

《滇南本草》:"益肾脏而固精,久服黑发明目。"

(二)枸杞子

【性味归经】味甘,性平。归肝、肾经。

【功用】滋肾补肝,生精养血明目;久服坚筋骨,轻身延年。

【用法用量】水煎服,10～15克。日常可蒸服、泡茶、浸酒、熬膏等。

【使用注意】脾虚便溏者慎服。

【现代研究】

枸杞子中富含多种具有生物活性的化合物,尤其是枸杞多糖、类胡萝卜素和酚类化合物,具有很强的抗氧化和神经保护的作用,可防治视网膜因遭受慢性氧化应激损伤引起的病变。枸杞子中还富含类胡萝卜素、类黄醇、玉米黄质等,可改善视觉功能,预防夜盲症,缓解眼疲劳,辅助治疗年龄相关性黄斑变性、青光眼、糖尿病视网膜病变和视网膜色素变性等眼部疾病。

【文献依据】

《银海精微》:"味甘,入肾经,补肾明目,去目中赤膜遮睛,酒洗用。"

《药性论》:"能补益精诸不足,易颜色,变白,明目,安神,令人长寿。"

《本草纲目》:"滋肾,润肺。榨油点灯,明目。"

《本草通玄》:"味甘气平,肾经药也。补肾益精,水旺则骨强,而消渴目昏、腰疼膝痛无不愈矣。"

《本草述》:"疗肝风血虚,眼赤痛痒昏翳。"

(三)山药

【性味归经】味甘,性平。归脾、肺、肾经。

【功用】补中益气，固肾益精。久服耳目聪明，耐饥延年。

【用法用量】水煎服，15～30克（干品），大剂量60～250克（干品）。生用偏于补阴，炒黄用则偏于健脾止泻。可炒、煲汤、做羹、炖肉、制作糕点等。

【注意事项】湿盛中满或有实邪、积滞及便秘者不宜食用。

【现代研究】

山药块茎含糖蛋白，水解得赖氨酸、组氨酸、精氨酸、胱氨酸、y-氨基丁酸等氨基酸和自由氨基酸，另含山药多糖，钡、铍、铈、钴、铬、铜、磷、锌等微量元素，还含维生素A和类胡萝卜素，久服可明目、缓解视疲劳，亦能通过保护视觉神经系统来保护视力。

【文献依据】

《神农本草经》："主伤中，补虚羸，除寒热邪气。补中益气力，长肌肉。久服耳目聪明，轻身不饥延年。"

《本草经读》："能补肾填精，精足则阴强、目明、耳聪。"

（四）决明子

【性味归经】味咸苦，性微寒，归肝、大肠经。

【功用】清肝明目，润肠通便。适用于因肝经风热引起的目赤肿痛、羞明多泪等症。

【用法用量】生用包煎，10～15克；或日常泡茶饮用，适量。

【注意事项】体寒者忌用。

【现代研究】

决明子富含蒽醌等化学成分，主要包括橙黄决明素、大黄酚、大黄素、芦荟大黄素等，可保护视神经，能够改善晶状体、视网膜、视神经的血液循环，消除眼部水肿。此外，决明子煎剂可以激活眼组织中乳酸脱氢酶（LDH）的活性。LDH是人体的重要酶之一，其主要的生化功能是参与糖的无氧酵解，产生三磷酸腺苷（ATP），而ATP是供给机体能量的物质，它能扩张末梢血管，从而改善视网膜及视神经的血液循环，达到防治近视及明目的作用。①

【文献依据】

《神农本草经》："主青盲，目淫，肤赤，白膜，眼赤痛，泪出。久服益精光，轻身。"

《雷公炮制药性解》："主青盲赤白翳膜，时有泪出，除肝热，疗头风，……决明专入厥阴，以除风热，故为眼科要药。"

（五）菊花

【性味归经】味甘微苦，性微寒。归肝、肺经。

【功用】清热解毒，疏风明目。久服可滋阴利血气，聪耳明目。

【用法用量】煎服或入丸散，10～15克，清肝明目多用白菊花。

【注意事项】

1. 本品性微寒，故风寒头痛，中寒泄泻者忌用。

2. 胃寒、胃溃疡者慎用。

【现代研究】

菊花中含有挥发油、腺嘌呤、水苏碱、氨基酸、黄酮类及少量维生素。菊花具有解热杀菌抗炎的作用，长期泡水饮用可缓解眼睛疲劳，治疗视物模糊等症，可有效保护眼睛，防止视力衰退，预防眼疾等。另外，晨起喝一杯菊花茶可消除眼部水肿，提神醒脑。

【文献依据】

《神农本草经》："诸风头眩肿痛，目欲脱，泪出，皮肤死肌，恶风湿痹。久服利血气，轻身，耐老延年。"

---

① 孔祥锋，臧恒昌. 决明子化学成分及药理活性研究进展 [J]. 药学研究. 2013，32（11）：660-662.

《雷公炮制药性解》:"能补阴气,明目聪耳,清头风及胸中烦热,肌肤湿痹。"

《玉楸药解》:"清风止眩,明目去翳……菊花清利头目,治头目疼痛、眩晕之症。"

(六) 桑叶

【性味归经】味苦、甘,性寒。归肝、肺经。

【功用】疏风解热,清肝明目。眼痛、眼痒、干涩,取桑叶煮水即效。

【用法用量】煎服或入丸散,5～10克,外用煎水洗。

【注意事项】

(1) 本品性寒,故中焦虚寒者慎用。

(2) 汗出过多者不宜食用。

【现代研究】

桑叶中的有效成分主要是黄酮类、生物碱类等化学成分。此外,还含有多糖、核苷类、氨基酸类、甾体类、酚酸类、蛋白质、胡萝卜素、维生素B、和微量元素、挥发油等成分。桑叶煮水可抗炎消肿,用其洗眼睛可抑制细菌生长,治疗因肝火旺盛导致的视力下降、双目痛痒,以及眼睛干燥干涩的症状。

【文献依据】

《本草纲目》:"治劳热咳嗽,明目,长发。"

(七) 桑椹

【性味归经】味甘、酸,性微寒。归心、肝、肾经。

【功用】滋阴补血,补肝益肾,明目生津。久服可治疗久病体虚,肝肾阴亏,津亏血少引起的腰膝酸软,目暗耳鸣等症。

【用法用量】水煎服,9～15克(干品)。生食适量,或捣汁饮、加蜜熬膏、浸酒用。

【注意事项】

（1）体虚大便溏泄者不宜食用，儿童不宜大量食用。

（2）桑椹不宜用铁制品煎煮。

（3）不成熟的桑椹不能食用。

【现代研究】

桑椹中富含活性蛋白、维生素A、维生素C、维生素E、花青素、氨基酸、胡萝卜素、矿物质等成分，可帮助改善视力、保护视网膜、预防夜盲症。桑椹含有丰富的脂肪酸，可分解脂肪、降血脂、防止血管硬化。且桑椹具有抗氧化作用，常服用可明目，缓解眼睛疲劳干涩等。

【文献依据】

《滇南本草》："益肾脏而固精，久服黑发明目。"

《雷公炮制药性解》："开关窍，利血脉，安神魂，黑须发，明耳目。"

（八）莲子

【性味归经】味甘、涩，性平或微寒。归心、肾、脾经。

【功用】宁心安神，补脾益肾。久服益气轻身，聪耳明目。

【用法用量】6～15克，水煎服。

【注意事项】大便燥结者不宜服用。

【现代研究】

莲子中富含淀粉、蛋白质、脂肪、碳水化合物以及钙、磷、铁等微量元素。除此之外，还含有丰富的葡萄糖、维生素C、叶绿素、棕榈酸等。莲子具有很强的抗氧化作用，能够缓解眼部疲劳，还能起到保护眼睛，预防近视的作用。

【文献依据】

《雷公炮制药性解》："莲子，主清心醒脾，补中养神，进饮食，止泻痢，禁泄精，除腰痛，久服耳目聪明。宜去心蒸熟用。"

(九) 鱼腥草

【性味归经】味辛,性微寒。归肺、膀胱经。

【功用】清热解毒利湿,消痈排脓利尿,可用于因风热湿毒上攻所致的目赤、目痒、目痛、流泪等症。

【用法用量】15～30克煎汤熏洗眼部,炒用、煲汤、凉拌等。

【注意事项】

(1) 本品性寒,虚寒症慎用。

(2) 本品含挥发油,不可久煎。

【现代研究】

鱼腥草含挥发油、鱼腥草素、月桂醛,还含阿福豆苷、金丝桃苷、芦丁等黄酮类成分,以及绿原酸,硬脂酸,亚油酸等有机酸。因此,鱼腥草具有抗菌,消炎,提高免疫力等作用,可有效治疗眼痒,眼赤等症状。此外,鱼腥草滴眼液能够减轻金黄色葡萄球菌和腺病毒所致的眼部红肿、流泪,以及因上火引起的结膜炎。因此,鱼腥草能够有效保护眼睛,防治眼部疾病。

(十) 赤小豆

【性味归经】味甘、酸,性平,归心、小肠、膀胱经。

【功用】利水消肿,清热利湿。可用于湿热疫毒上扰所致的眼痒、目赤、目痛等症。

【用法用量】水煎服,10～30克,或炖汤、煮粥、煮饭、制作糕点等。

【注意事项】

(1) 本品有利尿作用,故阴虚无湿热者慎用。

(2) 小便清长者忌用。

(3) 血虚者忌用。

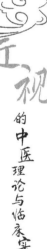

【现代研究】

赤小豆含蛋白质，脂肪，糖类，粗纤维，钙、磷、铁、钾等微量元素及维生素 B_1、维生素 B_2、烟酸，还含三萜皂苷等物质，能够增强免疫力，促进血液循环，有助于缓解视疲劳。新鲜赤小豆的种子中可分离出原矢车菊素 B_1 和 B_3 等花青素类，可预防近视。赤小豆有利于缓解视疲劳，且能够促进体内水液代谢，可排出眼部积聚的水分。

（十一）薏苡仁

【性味归经】味甘、淡，性微寒。归脾、胃、肺经。

【功用】利湿健脾，疏筋除痹，清热排脓。可用于眼翳、眼角湿黏、眼痛、眼痒等症状。

【用法用量】水煎服，10～30克，或浸酒，煮粥，炖汤食用。健脾益胃宜炒用；利水渗湿、清热排脓、疏筋除痹宜生用。

【注意事项】

（1）薏苡仁力缓，宜多服久服。

（2）大便燥结者不宜食用。

（3）孕妇慎服。

【现代研究】

薏苡仁含薏苡仁酯，粗蛋白，脂类。所含脂类主要为甘油三酯、甘油一酯及具抗肿瘤作用的 α-单油酸甘油酯。薏苡仁还含具抗补体作用的葡聚糖和酸性多糖 CA-1、CA-2 及降血糖作用的薏苡多糖 A、B、C。可用于缓解眼疲劳，治疗急性结膜炎；薏苡仁中的挥发油含多种成分，其中主要有己醛，己酸，2-乙基-3-羟基丁酸己酯等。此外，薏苡仁还有抗炎，增加体液免疫的作用，可帮助治疗慢性眼睑湿疹，眼部皮肤轻度红肿、糜烂、渗出黏液、痛痒并作等症状。另外，薏苡仁配合其他药物可治疗眼压型青光眼，用于中心性浆液性脉络膜视网膜病变，黄斑部水肿（盘状神经上皮浆液性脱离）明显等症。

第三节　穴位按摩

一、现行推广的新版眼保健操及腧穴解析

眼保健操，是一种对眼睛进行保健的体操。根据中医学的推拿、经络理论，结合体育医疗综合而成的按摩方法。它通过对眼部进行按、揉等手法，刺激眼周穴位，疏通并加速眼周经络的气血运行，帮助眼睛从紧张状态下快速放松，还可以改善神经营养，缓解肌肉疲劳，改善因睫状肌痉挛而导致的视疲劳，以及屈光调节功能失调的状态，从而达到减缓近视发生发展的目的。

眼保健操总要领歌
指甲短，手洁净。遵要求，神入静。
穴位准，手法正。力适度，酸胀疼。
合拍节，不乱行。
前四节，闭眼睛。后两节，双目睁。
眼红肿，操暂停。脸生疖，禁忌症。
做眼操，贵在恒。走形式，难见功。

现行推广的眼保健操是《"十三五"全国眼健康规划（2016—2020 年）》中的 2016 新版眼保健操。共分 6 节，总时长约为 5 分钟。

（一）预备式

轻闭双眼，端坐位或仰卧位，肩部和腿部放松，放松心

情,深呼气两次。

(二)第一节　按揉攒竹穴

用双手大拇指螺纹面分别按揉在左右眉头眶下角处,其余四指自然放松,屈指如弓状,指尖抵在前额上。有节奏地按揉穴位,按揉面不宜过大,每圈为一拍,每八拍后变换旋转方向,共四个八拍。

攒竹穴

【定位】位于足太阳膀胱经,在面部,眉头凹陷处。

【简便取穴法】正坐或仰卧位。皱眉,可见眉毛内侧端有一隆起处即为此穴。

【主治】头面五官病。如头痛、眉棱骨痛、面痛;目视不明、目赤肿痛、眼睑下垂、迎风流泪等。该穴位于眼目周围,刺激该穴位可条畅足太阳经,疏通眼目经气,预防近视。

(三)第二节　按压睛明穴

用双手食指螺纹面分别按揉两内眼角内上方凹陷处,其余手指自然放松、握起,呈空心拳状。有节奏地上下按压穴位,先下按,后上挤,一按一挤为一拍,共四个八拍。

睛明穴

【定位】位于足太阳膀胱经,是手太阳、足太阳、足阳明、阴跷、阳跷脉的交会穴。在面部,位于目内眦稍上方凹陷处。

【简便取穴法】正坐位。合眼,手指置于内侧眼角稍上方,轻轻按压可感有一凹陷处即为此穴。

【主治】眼病。近视、目视不明、目赤肿痛、迎风流泪、夜盲、色盲、内眦痒痛、目眩、目翳。《会元针灸学》言:"睛明者,诸阳气上行而达目,明者五脏六腑之精华……人之双睛能明者,赖五脏六腑精华返射……故名睛明。"《针灸聚英》言该穴"主目远视不明",按揉刺激该穴可预防近视,对假性近视亦有缓解作用。

(四)第三节 按揉四白穴

双手食指、中指并拢,置于紧靠鼻翼两旁处,然后放下中指,食指螺纹面所在处即为此穴。大拇指抵在下颌凹陷处,其余手指自然放松、握起,呈空心拳状。有节奏地旋转按揉穴位,每拍一圈,每八拍变换旋转方向,共四个八拍。

四白穴

【定位】位于足阳明胃经。在面部,眶下孔处。

【简便取穴法】正坐或仰卧位。直视前方,瞳孔直下,沿眼眶骨向下约2厘米可触及一凹陷(眶下孔),按压有酸胀感处即为此穴。

【主治】眼部病:目赤痛痒、眼睑𥆧动、目翳、近视。头面部病:头痛、眩晕、面痛、口歪、面风。《会元针灸学》言:"四白者,四是面之四方易见之处,白者目下明白也。"《腧穴命名汇解》言:"四白……针之可使视力光明四射,因名四白。"刺激按揉该穴有明目增视的功效。

(五)第四节 按揉太阳穴,刮上眼眶

用双手大拇指的螺纹面分别按在两侧太阳穴上,其余手指自然放松,弯曲。伴随口令,先用大拇指按揉太阳穴,每拍一圈,揉四圈。然后,大拇指不动,用双手食指的第二个关节内侧,稍加用力从眉头刮至眉梢,两个节拍刮一次,连刮两次。如此交替,做四个八拍。

此操作过程中不仅按揉了太阳穴，同时疏通的还有眼上眶周围的攒竹穴、鱼腰穴、丝竹空穴（攒竹穴是此版眼保健操第一节的要穴，此处不再重复论述）。

太阳穴

【定位】经外奇穴。在头部，眉梢与目外眦之间，向后约一横指的凹陷处。

【简便取穴法】水平正对的目外眦与眉梢连线交点处有一凹陷，用力按压有明显酸胀感，即为此处。

【主治】头面五官病。偏正头痛、面瘫、面痛、目赤肿痛、"麦粒肿"、目翳、目涩等。《达摩秘方》中将此穴列为"回春穴"，刺激该穴位可缓解大脑疲劳和视疲劳，醒脑明目，从而预防近视。

鱼腰穴

【定位】经外奇穴。在头部，瞳孔直上，眉毛之中点。

【简便取穴法】正坐或仰卧位。直视前方，从瞳孔直上眉毛中即为此穴。

【主治】局部眼病。目赤肿痛、目翳、口眼歪斜、眉棱骨痛、眼睑下垂。按揉刺激该穴可缓解视疲劳，改善久视带来的眼睛酸痛、紧涩、视物模糊。

丝竹空穴

【定位】位于手少阳三焦经，是手少阳三焦经和足少阳胆经的交会穴，在面部，眉梢凹陷处。

【简便取穴法】正坐或侧卧位。手指沿眉毛走向从内向外后推，至眉梢处可触及一凹陷处，按压有酸胀感，即为此穴。

【主治】头面五官病。头痛、目赤肿痛、眼睑瞤动、目眩。《铜人腧穴针灸图经》言该穴治"目眩头痛，目赤视物眩眩"，按揉刺激该穴可缓解视疲劳，预防近视。

（六）第五节　按揉风池穴

双手置于耳后，食指和中指并拢，将两指的螺纹面分别按揉在两侧穴位上，其余手指握空拳放松。随口令有节奏地旋转按揉穴位，每拍一圈，每一个八拍变换旋转方向，共四个八拍。

风池穴

【定位】位于足少阳胆经，是足少阳、阳维脉的交会穴。在颈后区，枕骨之下，胸锁乳突肌上端与斜方肌上端附着部之间的凹陷处。

【简便取穴法】正坐位。在后头骨下两条大筋外缘陷窝中，大致与耳垂齐其平处，用力按压有酸胀、脑部沉重感，即为此穴。

【主治】头面五官病：头痛、眩晕、口歪、目赤肿痛、视物不明、鼻塞、鼻出血、鼻渊、耳鸣、咽喉肿痛。经脉病、外感病等。《铜人》言该穴可治"目内眦赤痛，气发耳塞目不明"，刺激该穴有明目之效。

（七）第六节　揉捏耳垂，脚趾抓地。

用双手大拇指和食指的螺纹面捏住耳垂正中的眼穴，其余三指自然并拢弯曲。用大拇指和食指有节奏地揉捏穴位，同时用双脚全部脚趾做抓地运动，每拍一次，做四个八拍。

眼　穴

眼穴属于耳穴，位于耳区，耳垂正中。该穴有疏风清热、养血益阴、利胆明目的功效，用大拇指和食指揉按耳垂正中的眼穴，以感觉轻度的酸胀或发热为度，能够达到有效的缓解疲劳、改善眼目涩痛，防治假性近视的作用。

在揉按耳垂正中眼穴的同时，还要进行脚趾抓地，因为脚趾上有丰富的穴位。通过脚趾抓地能够起到疏通身体经络的作用，缓解因长时间久坐伏案带来的身体疲劳。

二、针灸专家给出的按摩方案

现行推广的新版眼保健操，若认真操作，能切实刺激到腧穴，发挥腧穴调节作用，对青少年视力的保护，有一定作用。

眼保健操的腧穴选择，基本都是局部取穴的思路。我们在临床中发现，远道取穴施以按摩防治近视，有着更为标本兼治的疗效。针灸专家刘兵教授在长期的临床实践中，总结了一套适用于青少年居家按摩的近视防治方案。

（一）点按天柱穴

【位置】沿颈部两侧斜方肌外侧缘向上推，推至枕骨处，可探出左右两个凹陷处，即是天柱穴。

【手法】用两手大拇指指尖垂直用力点按，使指力渗透至深层，重复操作200下。

【效果】点按天柱穴，若操作得当，一般当场可恢复一定程度的视力，判断的标准就是点按后，眼睛瞬间会明亮一些，然后看远方的物品会更清晰一些。若找专业医师采用针灸方法刺激此穴，效果更好。

【原理】《黄帝内经》有载："足太阳有通项入于脑者，正属目本，名曰眼系"。天柱穴是足太阳膀胱经循行进入脑内的位点，并且联系着脑内营养眼目的组织结构。天柱穴治疗近视的疗效经反复临床验证是确切的。

（二）小儿推拿：补肝经

【位置】小儿推拿中的"肝经"位于食指末节螺纹面。

【手法】以同侧或对侧拇指顺时针旋推肝经，重复操作300下。

【效果】此手法简便安全，但需经过长期、持之以恒的操作，方见疗效。

【原理】《黄帝内经》有载："肝气通于目，肝和则目能辨五色矣""肝受血而能视"。一般而言，养肝气、养肝血，即可从根本上濡养眼目。

（三）弹拨大腿内侧肝经

【位置】大腿内侧足厥阴肝经循行处。

【手法】四指并拢，用力自下而上弹拨大腿内侧正中处大筋，或四指按在大腿上方，以双手大拇指点按、弹拨大腿内侧正中处大筋。操作时长为5～10分钟。

【效果】治病循根。此方法也是较为缓和持久的治本之法。只要坚持操作，才能水到渠成。

【原理】同前条。

（四）按揉光明穴

【位置】光明穴位于人体的小腿外侧，当外踝尖直上5寸，腓骨前缘。

【手法】用拇指指端按揉光明穴，持续操作5分钟。

【效果】此穴几乎专门针对改善视力而名之。因此，针灸刺激该穴即时起效而且有着持久的效应。

【原理】该穴为足少阳胆经之络穴。唐代医家杨上善言："光明即眼也，少阳厥阴主眼，故少阳络得其名也。"该穴使用得当，既可以清肝胆之热，又可以养肝之气血，使肝清目明。

（五）点按复溜穴，按摩命门穴

【位置】复溜穴位于人体的小腿内侧，脚踝内侧中央上二指宽处，胫骨与跟腱间。命门穴位于人体腰部，肚脐正对的后方，第二、第三腰椎棘突间。

【手法】用拇指或食指点按复溜穴，反复操作300下。用掌根反复摩擦命门穴，至温热渗透，配合艾灸效果更佳。

【效果】这是近视的"治本之本"之法。需坚持长期操作，方见效果。

【原理】与眼目视力有着最直接关联的脏腑是肝，相关经脉的连接是足太阳膀胱经。而肝血为肾水所养，所谓"水生木"。足太阳膀胱经的阳气又来自肾阳。复溜可滋肾阴，命门可温肾阳。

第四节　其他保健方法

一、视力保健贴

人眼眼表温度比身体其他部位温度稍低，约32℃～34℃。有研究指出，人眼最舒适的温度在20℃左右，可以承受的最低温度是零下55℃，最高温度约48℃。

人眼喜凉，保健类眼贴也多有冰凉感。在第六届视觉健康创新发展国际论坛中，很多专家及学者分享了各自的研究成果和对视觉健康的解读。其中便有对视力保健眼贴的详细介绍：保健类眼贴，参照眼睛遮盖闭目休息的生物体自我反馈的生理特性，应用从天然植物中药提取出有效成分制成，利用生物体细胞膜对小分子的渗透作用的原理，通过冷敷、透皮吸收作用，渗透眼部毛细血管，增加眼局部血流量与增加灌流指数，改善眼局部微循环的障碍，调整睫状肌微循环，改善巩膜缺氧状况，从而缓解眼部疲劳，起到预防近视的作用。因此，长期使用保健类眼贴或许对缓解青少年近视的发生发展有一定益处。

除此之外，有些保健类眼贴可适当产热。热敷眼周对改善眼疲劳亦有很大帮助。长期过度用眼会使睫状肌僵硬、降低晶状体调节度、产生眼球胀痛感，热敷后眼温升高，能够兴奋视神经细胞，加速眼周的血液循环和新陈代谢，同时能够降低眼内屈光指数，使晶状体调节幅度增强，提升调节张力。热敷能够加速眼球内部睫状肌的血液循环，以及脉络膜的血液循环，对于促进视疲劳的恢复有很大帮助。

二、视力保健远眺图

远眺图是利用心理学空间知觉原理，强烈显示出三维空间向远延伸的立体图形。在观看远眺图的过程中，双眼产生不断深进的感觉，使睫状肌得到放松，因长时间近距离用眼引起的视力疲劳可以通过观看远眺图得到一定的缓解。

远眺图使用方法：

（1）纸质版贴在墙上，保持眼与远眺图距离为 1 米至 2.5 米，电脑版图片小于纸质版，因此远眺距离可适当减少。每日眺望 5 次，每次 3～15 分钟，可根据自身情况进行调整。

（2）远眺开始，集中精神，排除干扰。

（3）观看此图时，应注意眼睛与图片中心点平齐，想象中心点向远处延伸，产生不断向前深进的感觉。

（4）由外向内逐步辨认每一层的绿白线条，若在看到某一层时觉得有些困难不能继续下去，不可立即停止远眺，而应在把感到困难的一层看清楚后，再尝试向内一层。如此保持耐心看向远处，可使睫状肌放松，有效缓解视疲劳。

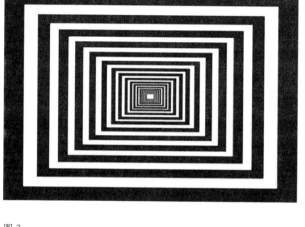

图 3

远眺图

（5）双眼视力相近时，可同时眺望。若双眼视力相差较大，可遮蔽其中一只眼，进行单眼轮流眺望，视力差的那只眼远眺时间应适当增加。

远眺图使用注意事项：

（1）须长期坚持，在工作繁忙或学业紧张时更应坚持练习。

（2）须集中注意力，走马观花式使用此图会影响效果。

（3）须认真学习远眺图使用方法，掌握要领后进行自主训练。

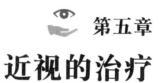

第五章
近视的治疗

第一节 药物内服

一、历代名医名方

（一）金髓煎丸

【处方剂量】生干地黄1斤，熟干地黄1斤，金钗石斛4两（去根，锉），杏仁半斤（去皮尖，炒黄黑，捣为末，用纸3两重裹，压去油用），牛膝4两（切，酒浸，焙），防风4两（去芦头），枳壳4两，当归4两。

【制备方法】上件药并用石臼中捣，罗为末，蜜和丸，如梧桐子大。

【功用主治】滋血益水，去风助目。主眼目昏花，远视不明，久视乏力。

【用法用量】每服40～50丸，空心温酒送下，粥饮亦可。

【疗效评价】未载录。

【古籍出处】《御药院方》卷十

（二）养火助明汤

【处方剂量】熟地5钱，山茱萸3钱，葳蕤5钱，巴戟天1两，肉桂1钱，麦冬3钱，北五味子3分，枸杞3钱。

【制备方法】水煎服。

【功用主治】补命门之火，助阳益阴。主能近视而不能远视。

【用法用量】未载录。

【疗效评价】一月之后，自然渐能远视矣。

【古籍出处】《辨证录》卷三

（三）驻景丸

【处方剂量】菟丝子 5 两（酒浸 3 日，曝干，别捣为末），车前子 3 两，熟干地黄 3 两。

【制备方法】上件药捣罗为末，炼蜜和捣，丸如梧桐子大。

【功用主治】主肝肾俱虚，眼常昏暗。

【用法用量】每于空心以温酒下 30 丸，晚食前再服。

【疗效评价】未载录。

【古籍出处】《太平圣惠方》卷三十三

【现代研究】

莫亚等[①]通过诱导形成剥夺性近视小鼠模型后，1 组灌胃驻景丸加减方混悬液，其余组灌胃等量生理盐水，实验前后均测眼轴，实验结束观察视网膜各层厚度改变，及检测 Bcl-2 和 Caspase3 的表达，研究发现，经灌胃驻景丸加减方可通过调控凋亡相关蛋白 Bcl-2 和 Caspase3 的表达，减轻近视形成过程中及已形成近视小鼠视网膜细胞凋亡，从而起到干预形成剥夺近视小鼠视网膜厚度变薄的作用。

林颖等[②]通过将高度近视性黄斑出血病例 47 例随机分为 2 组，治疗组 25 例用驻景丸加减方治疗，在出血、渗出减轻

---

① 莫亚，任郭廷，邓睎远，马捷，唐诗韵，周绿绿，肖西立，黄群.驻景丸加减方对形觉剥夺性近视小鼠视网膜厚度及细胞凋亡的影响[J].国际眼科杂志，2021，21（12）：2053-2059.

② 林颖，张永杰.驻景丸加减治疗高度近视性黄斑出血 25 例[J].福建中医药大学学报，2012，22（05）：4-6.DOI：10.13261/j.cnki.jfutcm.002695.

的情况下给予 TTT 治疗；对照组 22 例采用 TTT 治疗。治疗前后进行 P-VEP 检测。发现治疗组总有效率 93.33%，对照组 87.5%。认为驻景丸加减方在阻止高度近视性黄斑出血病情发展，防止病变反复及提高视力上疗效优于对照组。

李锦[1]对 220 例（408 只眼）不同近视程度患者服驻景丸加减进行治疗，以 12 个月复查结果为标准进行统计，结果治愈 147 只眼，有效 210 只眼。认为驻景丸加减方对防治青少年近视有很好疗效。

杨晓肖[2]在整理陈达夫用驻景丸加减方治疗眼科疾病经验时发现，该方补肾调肝，通过疏足厥阴肝气，可调节悬韧带以治疗近视。

曾志洪[3]运用陈达夫的驻景丸加减方治疗青少年近视 25 例，年龄 12～21 岁，结果痊愈 12 例，好转 6 例，有效 5 例，无效 2 例。

向达竹[4]用驻景丸加减方煎剂治疗近视眼，14 例患者均为男性，年龄在 17～21 岁，5 剂为一疗程，病程 2 年以上者服 3 疗程，1 年以下者服 1 疗程。其中有 13 例获愈，1 例（先天性近视）无效。

（四）春雪膏

【处方剂量】脑子 2.5 钱（研），蕤仁 2 两（去皮壳，压去油）。

【制备方法】上用生蜜 6 钱重，将脑子、蕤仁同搜和。

【功用主治】主肝经不足，内受风热，上攻眼目，昏暗痒

---

[1] 李锦.驻景丸加减治疗青少年近视 220 例分析 [J].中国误诊学杂志，2008（24）：5932.
[2] 杨晓肖.驻景丸加减方在眼科的运用 [J].四川中医，2000（04）：50-51.
[3] 曾志洪.驻景丸加减治疗青少年近视眼 [J].四川中医，1989（03）：44.
[4] 向达竹.驻景丸治疗近视眼 14 例 [J].湖北中医杂志，1992（02）：16

痛，隐涩难开，昏眩赤肿，怕日羞明，不能远视，迎风有泪，多见黑花，并皆疗之。

【用法用量】每用铜箸子或金银钗股，大小眦时复少许点之。及治连眶赤烂，以油纸涂药贴。

【疗效评价】未载录。

【古籍出处】《太平惠民和剂局方》卷七。

（五）决明丸

【处方剂量】决明子1两，青葙子1两，茺蔚子1两，车前子1两，地肤子1两，五味子1两（炒），枸杞子1两（去茎蒂），细辛1两（去苗叶），麦门冬1两（去心，焙），生干地黄1两（焙），赤茯苓1两（去黑皮），桂1两（去粗皮），泽泻1两，甜葶苈1两（纸上炒紫色），防风1两（去叉），芎䓖1两。

【制备方法】上16味，捣罗为末，炼蜜为丸，如梧桐子大。

【功用主治】主肝虚膈热，眼目昏暗，渐成障蔽，或见黑花，不能远视。

【用法用量】每服20丸，食后良久，米饮下，日3次。

【疗效评价】未载录。

【古籍出处】《圣济总录》卷一○二

（六）蔓荆子丸

【处方剂量】蔓荆子1两，五味子1两，枸杞子1两，地肤子1两，青葙子1两，决明子1两，楮实1两（水淘去浮者，微炒），茺蔚子1两，菟丝子1两（酒浸三日，曝干，别捣为末）。

【制备方法】上件药，捣罗为末，炼蜜和捣三二百杵，丸如梧桐子大。

【功用主治】主眼昏暗，不能远视。

【用法用量】每于空心以温酒下20丸，晚食前再服之。

【疗效评价】未载录。

【古籍出处】《太平圣惠方》卷三十三

（七）枸苓丸

【处方剂量】枸杞子4两，白茯苓8两（去皮），当归2两，青盐1两（另研），菟丝子4两（酒浸蒸）。

【制备方法】上为细末，炼蜜和丸。

【功用主治】主男子妇人肾脏虚耗，水不上升，眼目昏暗，远视不明，渐成内障。

【用法用量】每服70丸，食前白汤下。

【疗效评价】未载录。

【古籍出处】《银海精微》卷下

（八）石斛夜光丸

【处方剂量】天门冬2两（焙），人参2两，茯苓2两，五味子半两（炒），干菊花7钱，麦门冬1两，熟地黄1两，菟丝子7钱（酒浸），干山药7钱，枸杞7钱，牛膝7钱半（浸），杏仁7钱半（去皮尖），生地黄1两，蒺藜半两，石斛半两，肉苁蓉半两，川芎半两，炙甘草半两，枳壳半两（麸炒），青葙子半两，防风半两，黄连半两，决明子8钱，乌犀半两（镑），羚羊角半两（镑）。

【制备方法】为细末，炼蜜丸，桐子大。

【功用主治】补上治下。平肝息风，滋阴明目。主瞳神散大，视物昏花，羞明流泪，头晕目眩，以及内障等症。

【用法用量】每服三五十丸，温酒盐汤任下。

【疗效评价】未载录。

【古籍出处】《原机启微》卷下

现代研究：

曲燕磊[①]等将被诊断为肝肾不足型视疲劳的100例患者随机分成2组，每组各50例进行临床观察，治疗组用中成药石斛夜光丸配合穴位按摩疗法治疗，对照组用萘敏维滴眼液治疗。经对比发现，治疗组疗效显著。

（九）益气聪明汤

【处方剂量】黄芪半两，炙甘草半两，人参半两，升麻3钱，葛根3钱，蔓荆子1钱5半，芍药1钱，黄柏1钱（酒制，锉，炒黄）。

【制备方法】上㕮咀，每服称三钱，水二盏，煎至一盏，去滓。

【功用主治】令目广大。主饮食不节，劳役形体，脾胃不足，得内障耳鸣，或多年目昏暗，视物不能。

【用法用量】热服，临卧近五更再煎服之，得睡更妙。

【疗效评价】未载录。

【古籍出处】《东垣试效方》卷五

现代研究：

赵凡等[②]运用益气聪明汤加减治视疲劳1例有效。患者女性，24岁，诊断为视疲劳。诊为脾虚气弱，从培补脾胃入手，用益气聪明汤加减，服用7剂后症状缓解，再服15剂后明显好转。

---

① 曲燕磊，张唯.石斛夜光丸配合按摩治疗视疲劳的临床观察[J].现代中医药，2017, 37（05）: 63-64.DOI: 10.13424/j.cnki.mtcm.2017.05.024.

② 赵凡，喻京生.运用益气聪明汤从补脾论治视疲劳经验[J].中国民族民间医药，2020, 29（22）: 89-91.

骆解法①治疗青少年近视102例，用益气聪明汤加减制成丸药，以1月为1疗程，服用2～3个疗程，痊愈42人，显效32人，进步23人，无效5人，疗效满意。

刘自兰②用益气聪明汤加减治疗眼疲劳2例均显效。1患者服5剂后症减，再服10剂后不适悉除，另1患者服5剂后症减，再服5剂后不适感消失。

（十）定志丸

【处方剂量】远志2两（去苗心），人参1两，白茯苓1两（去皮），菖蒲2两。

【制备方法】上为末，炼蜜丸，朱砂为衣。

【功用主治】主眼不能远视，能近视。

【用法用量】每服10丸，加至20丸。

【疗效评价】未载录。

【古籍出处】《医学纲目》卷十三

现代研究：

庄曾渊③用定志丸治疗高度近视眼底病变1例有效。患者男性，70岁，诊断为双眼高度近视眼底病变。以定志丸加减，服用60剂后右眼视力有所恢复。

桓英等④用定志丸加减方治疗青少年近视眼1例有效。患者女性，15岁，诊断为近视。以定志丸加减，制成散剂服用1月后视力上升。后用眼过度，视力又下降，服药2月后视力有

---

① 骆解法.益气聪明汤加减治疗青少年近视的体会[C].中国中医药学会建会20周年学术年会专辑（下），1999：105.

② 刘自兰.益气聪明汤治疗眼疲劳[J].中西医结合眼科杂志，1994（04）：242.

③ 张励，庄曾渊.庄曾渊应用定志丸治疗眼科疾病经验[J].中国医药导报，2011，8（10）：103-104.

④ 桓英，秦丽惠，史延降.定志丸加减治疗青少年近视眼[J].河南医药信息，1995（09）：38.

所恢复。

（十一）万寿地芝丸

【处方剂量】生姜 4 两（焙），天门冬 4 两（去心），枳壳 3 两（去穰，炒），甘菊 2 两。

【制备方法】上为细末，炼蜜丸，如桐子大。

【功用主治】主目能近视不能远视。

【用法用量】茶清或温酒下 100 丸，食后。

【疗效评价】未载录。

【古籍出处】《素问病机气宜保命集》卷下

现代研究：

郑益民[①]用地芝丸加减治疗青少年近视眼 1 例有效。患者女性，15 岁，诊断为近视。辨证为真阴亏损，耗伤肝肾。以地芝丸滋补肝肾，益精明目。服药 20 剂后视力恢复正常，并以杞菊地黄丸善后，随访良好。

二、当代名家验方

（一）张怀安

张怀安（1918—1996），男，湖南望城人，从医 60 余年，积累了丰富的临床经验，其治疗眼病强调"外障眼病，祛风为先；内障眼病，治肝为要；中西互参，病证结合"。

根据"阳不胜其阴，则五脏气争，此窍不通""心者，神之舍也""神光者，谓目中自然能视之精华也""夫神光原于命门，通于胆，发于心"等理论，提出升阳泻阴、补阴壮阳、益

---

① 郑益民.地芝丸治疗近视眼验案一则[J].中成药研究，1987（05）：47.

心定志、养血安神、疏肝明目、温补命门等近视治疗六法。

1. 升阳泻阴法

【治法】升阳气泻阴火

【方剂】加减益气聪明汤

【组成】黄芪、党参、蔓荆子、升麻、葛根、黄柏、白芍、石菖蒲、柴胡、炙甘草

【用法及指导】此方针对能近怯远,伴耳鸣失聪,头晕目眩,少气懒言,疲倦无力,口苦咽干,脉虚无力者。

2. 补阴壮阳法

【治法】补阴壮阳

【方剂】补肾壮阳汤

【组成】熟地黄、茯神、枸杞子、菊花、党参、菟丝子、楮实子、肉苁蓉、锁阳

【用法及指导】本方针对能近怯远,伴精神不振,腰膝酸冷;舌淡苔白,脉沉细无力者。

3. 益心定志法

【治法】补益心气,定志安神

【方剂】加味定志丸

【组成】远志、石菖蒲、党参、茯神、黄芪

【用法及指导】本方针对能近怯远,伴心悸气短,神疲体倦,舌淡苔白,脉细弱者。可将以上诸药等量研细末炼蜜为丸,每日早晚各10克服用。

4. 养血安神法

【治法】养血安神

【方剂】加味补心汤

【组成】党参、丹参、玄参、生地黄、天冬、麦冬、远志、酸枣仁、柏子仁、五味子、木贼、菊花、茯神、当归、桔梗

【用法及指导】本方针对能近怯远,伴心悸健忘,失眠多梦,口干咽燥,舌红少津,脉细数者。

5. 疏肝明目法

【治法】疏肝解郁

【方剂】疏肝明目汤

【组成】当归、白芍、柴胡、茯苓、栀子、丹皮、青皮、香附、桑椹、女贞子、夏枯草、甘草、石决明

【用法及指导】本方针对能近怯远,伴眉骨酸痛,头痛眼胀,干涩昏花,脉沉弦,或沉而无力者。

6. 温补命门法

【治法】温补命门

【方剂】补肾丸加减

【组成】石决明、肉苁蓉、菟丝子、枸杞子、补骨脂

【用法及指导】本方用于肾阳不足,能近怯远伴眼目昏暗,时见黑花渐成内障者。可将以上诸药等量研细末炼蜜为丸,每日早晚各10克服用。

【临床总结及评价】近视总的防治原则是消除致病的外因,调整肝胆心肾等内脏功能,多用补益之剂结合通调,相辅相成,以补为主,以通为用,使阴阳平衡,水火相济,血旺精充,肝气有余,胆汁充盈,经络润泽,血脉和利,则目光炯炯,远射无遗。凡经治疗,多可提高视力,同时坚持锻炼,养成良好的用眼及护眼习惯,有利于巩固和提高疗效。

(二)陈达夫

陈达夫(1905—1979),男,四川西昌人,著名中医眼科专家,出身于中医世家,精通中医内、妇、儿、眼等科,尤以眼科独步。他在六经辨证、八廓学说及内眼结构与六经对应学说等方面有独特的见解,学术思想在中医眼科界独树一帜,颇具影响。

陈达夫认为睫状体和睫状体小带属足厥阴肝经,故不论能近怯远或能远怯近,皆因肝肾不足,精血亏虚,目失濡养导致

疏泄失职、气机不利所致。

【治法】补肾调肝

【方剂】自制屈光不正方

【组成】楮实子、菟丝子、茺蔚子、枸杞子、木瓜、三七粉、青皮、五味子、紫河车、寒水石

【用法及指导】此方可改善视疲劳所产生的症状，服药时间越长效果越好，一般3个月为一个疗程。若阴虚有热，去河车粉、寒水石，加伸筋草、松节以助疏筋活络。如为高度近视，则可能合并玻璃体混浊及视网膜病变，多虚实夹杂，辨证施治可达到减轻玻璃体混浊，缓解视疲劳、提高视力等效果。

【验案举例】陈某，17岁，双眼视力减退一年余，远视力右眼0.3，左眼0.2；近视力右眼1.5，左眼1.5。屈光间质和眼底均正常，验光右眼-2.75球，左眼-2.5球。用自制屈光不正方，服用54剂后，视力增至：右眼1.3，左眼1.0。验光复查，双眼均为正视。

（三）陈溪南

陈溪南（生平不详），男，福建眼科名老中医，从事眼科临床60年，经验丰富，医术精湛，疗效显著，深受病家笃信。

陈溪南认为屈光不正除却先天因素，后天可因肾阴亏耗，心阳衰竭，或肝血虚等导致。

1. 补心养神

【治法】补血养心安神

【方剂】定志丸合养荣汤

【组成】定志丸：党参、茯苓、远志、石菖蒲、枸杞子、甘草、生地黄、柏子仁、五味子

养荣汤：党参、熟地黄、麦冬、甘草、决明子、枸杞子、鹿角胶、茯神、石菖蒲、石斛

2. 养血补肝

【治法】养血补肝

【方剂】补肝散

【组成】车前子、茯苓、黄芩、羌活、细辛、玄参、党参、防风

（四）张望之

张望之（1905—1985），男，河南清丰人，从医50余年，对中医学造诣颇深，并有独到见解，学术上主张开郁导滞，创制五轮主方，按病化裁，统治五轮病证。

他认为，能近怯远凡后天所致者，多为日常生活不良习惯所致。若平素嗜食生冷，涉水凉浴，暗处作业，卧床读书，久病阳虚，致阳虚而缺乏温煦，经络滞涩，阻遏黄睛发光，不能远射，则能近怯远。亦有因高烧郁热凝滞，发光不得遥远而近视者。治疗可内外兼治。

【治法】益火之源，以制强阴

【方剂】右归丸加减

【组成】黄芪、熟地黄、枸杞子、菟丝子、石菖蒲、炙远志、肉桂（后入）、附子

【用法及指导】诊断处方应以初诊时症状为主要依据，若日久阴虚及阳，阳虚及阴导致远近视物俱昏时，则不易鉴别，临床参阅西医检查诊断。如属先天病理变化，治疗目的为消除视力疲劳、身体不适，慎调精神，增强体质，可望控制视力使之不再下降，或有少数转趋视力提高。若为高烧热邪郁遏目窍所致者，宜服自制内障症主方（黄芪、当归、川芎、茺蔚子、香附、桃仁、生甘草等）加金银花、丹皮、菖蒲等。

【验案举例】王某某，男，32岁，双眼高度近视，右眼行玻璃体切割、白内障手术，现已失明，左眼0.12，玻璃体混浊（难以矫正），平素头晕，喜流鼻血，头痛，小便黄，

大便日2～3次，便溏，口干喜热，腰酸腿困无力，血压131/93mmHg。服用滋阴清热利湿中药，配以穴位封闭等，经治三月，视力从0.15矫正至0.6。

（五）廖品正

廖品正（1938—　），女，四川省首届十大名中医之一，其学术思想及临床经验被列入国家"十一五"科技攻关计划项目"名老中医学术思想、经验传承研究"课题及国家中医药管理局全国名老中医药专家廖品正传承工作室进行研究，擅长应用中医、中西医结合方法治疗眼内、外科各种疾病。

廖品正尤其对于高度近视治疗有独到见解，她提出高度近视属中医"近觑""视直如曲"等范畴，且常因黄斑区反复出血而严重损害中心视力。该病多由先天生成，虚为本，实为标，主要涉及肝、脾、肾三脏。本病病机为过用目力，久视伤血，血伤气损，以致目中神光不能发越于远处；或肝肾两虚，禀赋不足，神光衰弱，光华不能及远而仅能视近。临证治疗时需细审详辨。

【治法】健脾补肾

【方药】临床无固定荐方，一般以菊花、枸杞、菟丝子、桑椹、丹参等加减。

【验案举例】陈某，男，33岁，初诊时双眼胀痛及头1月余，糖尿病史9年，1个多月前出现双眼胀连及头胀痛，未予治疗。就诊时症见双眼胀痛及头，眠可，饮食欠佳，小便黄，腹泻，舌红苔白，脉细数。右眼视力0.8，左眼视力1.0，右眼底鼻侧视网膜距视盘2～3PD处一黄白色针尖状渗出，下方视网膜中周部一黄白色针尖状渗出，双眼视网膜豹纹状改变，视盘颞侧弧形斑。处方以：菊花15克（后下），天麻15克（先煎），桑白皮15克，地骨皮20克，枸杞子20克，山萸肉15克，山药20克，葛根30克，川芎10克，地龙15

克，浮小麦30克，煅龙骨25克（包煎），煅牡蛎25克（包煎）。调方服用近一个月，双眼视力稳定，眼胀明显减轻，渗出消失。

（六）庞赞襄

庞赞襄（1921—2005），男，河北巨鹿人，从医60余载，积累了丰富的临床经验。他博采众长，在中医眼科方面独树一帜，且治学严谨，既遵循经典，继承家传，又善于探索创新。在对眼病的认识上，提出许多自己独到的见解，并研究拟定了许多疗效显著的方剂广泛流传。

庞赞襄认为近视多以滋阴养血，清肝和解为法，配合开窍明目之药，以滋肾水涵肝木，养血明目，解肝郁，开玄府，通窍疏络。可配合针灸、局部点药、穴位按摩等缓解眼部疲劳以提高视力、延缓近视发展。并提出高度近视者必须用药物治疗以改善视功能，防止并发症的发生。具体辨证分型如下：

1. 肝经郁热，肾阴虚弱

【治法】滋阴养血，清肝和解

【方剂】滋阴养血和解方

【组成】生地黄30克，枸杞子12克，麦冬10克，沙参10克，黄芩10克，半夏10克，柴胡10克，荆芥10克，防风10克，香附10克，当归5克，白芍5克，夏枯草15克，甘草3克。

【用法及指导】大便秘结者，加番泻叶；便溏，胃寒吞酸者，去生地黄，加白术、苍术、吴茱萸。远视及视疲劳者也可应用此方。

2. 肝肾阴虚

【治法】滋补肝肾，开窍明目

【方剂】滋阴解郁开窍汤

【组成】麦冬10克，天冬10克，枸杞子10克，五味子

10克，生地黄10克，菖蒲10克，远志10克，细辛10克，防风10克，甘草3克。

【用法及指导】多见于青少年近视，纳食可，口不干，大便润，舌质淡红少苔，脉沉细。如纳食欠佳，加神曲、麦芽、山楂；大便秘结，加瓜蒌。

3. 肾阴虚

【治法】滋补肾阴，解郁明目

【方剂】熟地丸

【组成】熟地黄15克，生地黄15克，麦冬15克，天冬15克，山药15克，茯苓15克，枸杞子15克，石斛15克，炒枣仁15克，桔梗12克，柴胡12克，五味子12克，远志12克，车前子30克，细辛3克，甘草3克。

【用法及指导】多见纳食可，口干欲饮，大便润，视物不清，高度近视或高度近视引起的玻璃体混浊，舌红少苔，脉沉细。上方可炼为蜜丸服用，每丸重10克，每日两次，每次1丸。

【验案举例】高某某，女，27岁，会计，主诉：双眼干涩不适，眼胀15天。检查：双眼视力1.5，眼前节及眼底检查未见异常，舌质淡红，苔薄白，脉弦细数。诊断为：视疲劳。服用滋阴养血和解方。3剂后，眼干涩症状好转，眼胀消失，7剂后眼干涩症状消失，视物清晰。

（七）汪海门

汪海门（1898—1978），男，学识渊博，医术精湛，治疗眼疾，以"一散、二破、三补"和"宁服十剂破散之剂，不服一剂寒凉之品"，为中医眼科独树一帜，颇有影响。

汪海门认为近视多因脾气虚弱、阳气不足或疲劳过度，如长时间连续看书、写字、看电视且姿势不端等都能导致本病发生，也有因其他眼疾而导致本病。

【治法】补阳益阴

【方剂组成】

（1）菖蒲10克，北条10克，云苓10克，生地黄15克，柴胡10克，桑椹15克，黄芪15克，甘草5克。

（2）定志丸加减：党参15克，远志10克，菖蒲10克。

（3）补中益气汤加减：党参15克，云苓10克，白术10克，当归10克，黄芪15克，远志6克，菟丝子10克，白芍10克，桑椹15克。

（4）益气聪明汤加减：蔓荆子10克，升麻10克，决明子15克，党参15克，黄芪15克，白芍10克，葛根10克，甘草5克。

（5）党参15克，菖蒲10克，远志6克，云苓10克，木瓜10克，白芍10克，威灵仙10克。

（八）王明芳

王明芳（1939—　），女，重庆人，师从陈达夫教授，对六经辨证理论及内眼组织和脏腑经络相属学说领会尤深，博览群书，批阅银海典籍，对岐黄精义孜孜以求，融古今学说于一体，奠定了坚实的理论基础。从事中医眼科工作近50年，积累了丰富的治疗经验，疗效显著。尤善于将中医基础理论与现代技术相结合，擅长治疗眼底病及眼科疑难病症。

王明芳认为近视的病因病机主要有以下几点：（1）青少年学习、工作时不善使用目力，劳瞻竭视，久视伤血，神光发越受阻，或禀赋不足，先天遗传所致。（2）生化不足，择食挑食，导致脾胃虚弱，精血生化不足，目失润养。（3）肝肾两虚，精血不足，以致神光衰微，光华不能远视。

1. 肝血不足

【治法】益气养血，安神定志

【方剂】八珍汤加减

【组成】人参、白术、茯苓、甘草、当归、白芍、生地黄、川芎、生姜、大枣

2. 肝肾两虚

【治法】滋补肝肾，益精养血

【方剂】杞菊地黄丸

【组成】熟地黄、山萸肉、山药、牡丹皮、茯苓、泽泻、枸杞子、菊花

【验案举例】陈某，男，43岁，主诉：双眼前黑影遮挡，视物模糊2月余。双眼高度近视，矫正视力：右眼0.5，左眼0.4，双眼玻璃体液化、混浊，眼底见网膜呈豹纹状改变，黄斑区色素纤维化，可见网膜上萎缩灶。苔薄白，脉细，汗多。辨证肝肾不足，予杞菊地黄丸，并加黄芪、浮小麦、牡蛎、北沙参等益气敛汗。二诊仍有出汗，视力提高，矫正：右眼0.6，左眼0.5，加用麻黄根，去北沙参，加太子参益气。三诊时有出汗，苔白，脉细，去北沙参，加太子参、麻黄根、木瓜、鳖甲。

（九）萧国士

萧国士（1935—　），男，湖南人，湖南省首批名中医，国家级名中医。曾担任全国中医眼科学会委员，湖南中医药学会常任理事，对湖南省中医眼科的发展起了决定性作用。除看疑难眼病外，还涉及喉、内、妇、儿等科，无一不精，故以"医林圣手"之称蜚声海内外。

萧国士认为屈光不正的临床特点可以用异、多、密三字概况。"异"，指屈光学上的异态。本病既不是眼球外面的病，也不是眼底里面的病，而是屈光系统某些方面不符合物理光学要求。"多"，是指临床上多见，是眼科的常见病和多发病。"密"，是指发生与其他眼病和机体整体的关系比较密切。可以引起斜视、弱视、青光眼等一系列严重的眼病。同时，它的发

生发展与先天遗传、周围环境、生活方式等均有关。其中，心阳不振型多见于假性近视或中低度近视，视远不清、视近清楚。肝肾阴虚型多见于中、高度近视或远视，视力严重障碍，矫正视力不达正常，眼底有退行性改变及玻璃体变性、黄斑变性、出血，或中、高度远视，远近视力均不佳。血虚肝劳型多见于屈光矫正不当，眼肌功能障碍合并眼病，全身性疾病及工作环境因素等，主要表现为视物模糊或昏花、眼干涩不适、眼珠胀痛、头额闷痛、眼眶及眉棱骨痛。

1. 心阳不振

【治法】定志安神

【方剂】定志磁石丸加减

【组成】党参、远志、石菖蒲、茯苓、磁石、菟丝子、肉苁蓉、石决明、黄芪

2. 肝肾阴虚

【治法】滋补肝肾

【方剂】加减驻景丸加减

【组成】熟地黄、当归、楮实子、菟丝子、枸杞子、车前子、五味子

3. 血虚肝劳

【治法】养血补肝

【方剂】四物补肝散

【组成】熟地黄、当归、川芎、白芍、香附、夏枯草、甘草

并认为临床上辨证入手，对于屈光不正以及所导致的并发症有积极的防治意义。

（十）张皆春

张皆春（1897—1980），山东人，从事中医眼科60余年，1979年获惠民地区"科技成果奖"。张老用药精细，配方严

谨，对中医眼科诊治方法有独到见解，认为"用药如用兵，不在多，而在精。古人治目疾偏重寒凉，岂知寒凉之药克伐胃气，阻遏清阳，有损于目。我之用寒凉药倍加谨慎，一则量轻，二则酒制，以减其力"。主张应辨证施治，灵活配伍，同时提倡应讲求眼病的生理预防，认为"保护眼睛，内则使人清心寡欲，外则惜视减光，心清则火自息，寡欲则水自生，惜视则目不穷，减光则膏常润，目不着物则心无所用，心无所用则神不弛，神不弛则心自固，故保之有方，守之有道，用之有节，脏腑平调，目自无病"。张老临床治疗近视多从心论治。

【治法】养心安神

【方剂】加味定志汤

【组成】高丽参、石菖蒲、茯神、远志、炙甘草、当归、生地黄

【用药指导】若眼前有黑花，加枸杞子、菟丝子温肾助阳，并嘱患者半小时站高望远2~3分钟，每天日出前眺望东方15分钟。临床疗效明显。

（十一）李声岳

李声岳，全国名老中医，教授，擅长眼病治疗，尤其在治疗单纯性近视方面有独特经验。单纯性近视通常在少年时期发病，发育成熟后基本不再进展。这类人群除了视远不清之外，眼球并无其他器质性病变，西医治疗一般主张配戴合适度数的眼镜以矫正视力。李老也一直在探索如何使单纯性近视的青少年提高视力以及控制近视发展，多年来积累了丰富的临床经验，自拟的滋补肝肾，清肝明目等疗法取得了满意的疗效。他认为目的视觉功能有赖于目中之"真血""真精"的濡养，目之"真精"是肾藏之精升腾于目而成，肾主藏精为先天之本；肝肾同源，肝藏血，开窍于目。目得血而能视。若先天禀赋不足或后天失于调养，肝肾亏损，精血无以升腾于目，使之失于

濡养，神光无充不能发越视远而为患。此外，小儿素体"阳常有余，而阴常不足"又"肝常有余"，加之娇惯溺爱，偏食，学业负担重等，常致肝气郁结，气火上逆，肝风内动。故认为病位在肝肾。

李老治疗近视常从肝肾入手，兼治心脾，并认为本病以虚为本，常夹热、夹风。

【治法】补肾益肝、清肝明目、祛风清热、兼健脾安神

【方药】女贞子、决明子、茺蔚子、刺蒺藜、枸杞子、淡竹叶、僵蚕、旱莲草

【用法及指导】临床辨证可酌加山药、山楂、神曲、酸枣仁、远志、石菖蒲等。李老强调本病的发生与生长发育、生活习惯、环境等诸多因素有关。应注重预防及调护，尤其是以下几个方面。（1）加强体育锻炼，注意营养，增强体质。（2）生活起居规律，控制电视、电脑、手机等电子产品使用，早休息。（3）养成良好的用眼习惯，阅读和书写时保持端正的姿势，不在走路、乘车或卧床时看书。（4）学习和工作环境照明适度。

【验案举例】患者，男，11岁。主症：视物不清，眼胀，伴纳少，消瘦，舌质红，苔薄白，脉弦细。双眼视力：0.2/0.8，散瞳验光后诊断：屈光不正（近视散光），辨证为肝肾不足兼脾虚，治疗予滋补肝肾，柔肝健脾。处方：决明子、连翘各20克，枸杞子15克，茺蔚子、女贞子、当归、白芍、僵蚕、刺蒺藜、淡竹叶、山药各10克。每日1剂，水煎分三次服。嘱治疗期间注意休息，少看电视，不玩电脑，注意用眼卫生，每日临睡前滴1%托吡卡胺滴眼液1次，治疗2周复查。诉视物不清明显改善，眼胀消失，饮食仍差，双眼视力均为0.8～1.5，舌脉同前，续用前方去枸杞子、当归、白芍，加山楂、神曲各10克，治疗2周复查视力，右眼1.0→1.5，左眼1.2→1.5，已恢复正常，饮食改善，续用前方7剂以巩固疗效。停药一年后复查视力双眼均为1.2～1.5。

（十二）张子述

张子述（1904—1988），陕西人，全国著名中医眼科专家。行医60余年，学验俱丰，在中医基础理论，伤寒，杂病，温病及中药学等方面均有很深的造诣。

张老指出，青少年近视多因不注意用眼引起。青少年气血未充，且用心、用目过力。应该针对病因病机，一方面教育其养成良好的用眼习惯，另一方面从气、血等不同侧重点选方用药。

1. 偏于血虚

【治法】补血生血，益养眼窍

【方剂】四物汤加味

【组成】熟地黄、当归、白芍、川芎、远志、石菖蒲、黄芪、党参

2. 偏于气虚

【治法】补气生火，助目生光

【方剂】补中益气汤加味

【组成】黄芪、白术、陈皮、升麻、柴胡、人参、甘草、当归、枸杞子、菟丝子、远志、石菖蒲

【用药指导】临床上可临证将上述两方交替使用，上补心肺，下补肝肾，有助于增强患者体质，增进视力。

（十三）文日新

文日新（1902—1997），湖南人，全国中医眼科学会荣誉委员。从事中医事业80年。精通内、外、妇、喉诸科，尤以眼科著名。擅长治疗眼底疾病和角膜病变，认为眼睛在"外来抵御风寒湿热之邪，内之气血阴阳平衡"的前提下，方能保持良好的视觉功能。治疗上注重辨证施治，也不轻视单方验方。临床上，对久病眼疾重视脾胃调养，对新病眼疾活血祛瘀清源

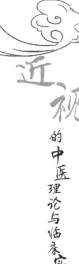

疏流，形成独特的治疗方法。

【治法】补肾明目，利湿化浊

【方剂】近视丸

【配方】五味子、石菖蒲、远志肉各9克，车前子、菟丝子、茯神各10克，丹参、枸杞子、决明子各15克，生地黄25克，红参8克，红花2克。

【用法】共粉碎为细末，炼蜜丸，每丸重5克，早晚各一丸。

【功能】养阴明目，利湿化浊，主治青少年近视眼。

（十四）庄曾渊

庄曾渊（1939—　），江苏人，主任医师，研究员，首都国医名师，第四批、第五批、第六批全国名老中医学术经验继承专家。中国中西医结合学会眼科专业委员会名誉主任委员，《中国中医眼科杂志》主编，《中国中西医结合杂志》《世界科学技术—中医药现代化》编委。庄老重视中医基础理论与中医眼科临床实践相结合，把病理性近视出现眼底改变、漆裂纹和新生血管形成的病机归咎于津血不足，脉络失于濡养。

庄老认为从现代医学角度看，高度近视眼的视网膜存在血供不足及微循环障碍。从中医辨证看，主要证候为气血两虚，兼肝肾亏虚。患者长期近距离用眼，久视伤血，气血同源，阴血同源，因此多易出现气血两虚及肝肾不足症状。

【治法】益气活血，补肾明目

【方剂】养血补肾方

【组成】菟丝子、枸杞子、车前子、覆盆子、五味子、当归、川芎、熟地黄、白芍、丹参、黄芪、白术

【用药指导】高度近视可导致眼底出现退行性改变，而进一步导致各种并发症的发生，因此应早期治疗，避免严重损害视功能，经临床观察，该类患者容易出现的症状包括目涩少

泪，体倦乏力，失眠健忘，腰膝酸软，口燥咽干等，临床可根据症状加减应用，能够有效减轻症状，并改善视网膜供血，对于延缓进展有一定作用。

（十五）张风梅

张风梅（1960—　），女，主任医师，教授，河南省重点学科五官科学术带头人，河南省中医药管理局首批跨世纪"112"人才，中华中医药学会眼科专业委员会常委，河南中医药学会眼科专业委员会副主任委员，擅长中医及中西医结合治疗眼底病、少儿近视、弱视等。研制有增视系列药物益气增视水丸、补肾明目水丸等用于不同类型近视、弱视等，效果良好。

张教授认为近视多发于目力负荷较重的青少年，繁重的学业及各种现代化的电子产品导致青少年过度用眼，劳瞻竭视，耗气伤血，故损害视力。此外，随着生活水平提高，饮食不节，过食肥甘厚味，使青少年后天脾胃虚弱，而脾胃为气血生化之源，后天之本，气机升降之枢纽，脾胃失和则气血精液不能上荣于目，神光衰微则不能远视，她结合多年经验从益气健脾养血明目入手治疗。

【治法】益气健脾，养血明目

【方剂】益气增视丸

【组成】党参、白术、当归、远志、枸杞子、升麻、葛根、蔓荆子、甘草

【用药指导】本方主要应用于脾胃亏虚型近视的临床治疗，尤其对于轻度近视患者疗效显著，对于中高度近视患者可显著改善体质。

（十六）毕宏生

毕宏生（1960—　），主任医师，教授，山东省人大教

育科学文化卫生委员会专家顾问,"泰山学者"岗位特聘教授,美国路易斯威尔大学客座教授,山东省智库高端人才专家。世界中医药学会联合会眼科分会副会长,中国中西医结合学会眼科专业委员会主任委员,中国医师协会眼科医师分会副会长。从医 38 年,毕教授坚持中西医并重、协调发展,充分发挥中医药防病治病的独特优势,对中西医结合模式进行了有益的探索,形成了富有科学内涵的中西医结合眼科新医学。现作为国家重点研发计划首席科学家,带领团队开展"儿童青少年近视中西医结合综合防控有效方法、技术和配套产品研究"。他继承先贤理论,总结临床经验,挖掘肝肾与脑、目之间的关系,创新性地提出"肝肾—脑目"理论,有效地指导了临床。

毕教授认为"经气失达,神光发越受阻"是发病的外在表现,而脏腑特别是"肾阳亏虚"是发病的关键,治疗上既重视局部宣导经气,又须进行以肾阳为核心的全身调理,创立了"肾阳亏虚,经气失达,神光拘敛"的青少年近视病机理论,并提出肾阳、经气在青少年视力低下眼病中的枢要作用。

【治法】温阳活血

【方药(灸剂)】桂枝、丹参、高良姜、藿香、小茴香、麝香、艾叶

【用药指导】粉碎混合制成复方中药灸剂

(十七)李宗智

李宗智(1960—),主任医师,教授,全国名老中医专家学术继承人导师,贵州省第一批名中医,贵州省中西医结合学会眼科专业委员会常委,擅长眼底病、角膜病及中医疑难杂病的诊治,创立了"眼底病阴常不足,阳常有余"及"眼病多郁证"的学术思想,尤其在小儿弱视、斜视、近视的

诊治上独具中医特色与优势，提出从脾肝肾论治是治疗的根本。他认为近视的发生发展受多方面影响，内和外参要通过气血的调节，从内部给眼睛营造一个良好的生理环境，外给眼睛创造一个健康的外部环境，内调外养相结合，才能有效地防治近视。

【治法】养肝益肾，祛风明目

【方剂】自拟近视方

【组成】决明子、刺蒺藜、生白芍、女贞子、茺蔚子、僵蚕、连翘、泡参、淡竹叶加减

【用药指导】男孩用茺蔚子，女孩用丹参，大便稀用生白芍，脾胃不佳用焦谷芽，伴有斜视将葛根改为僵蚕或双钩藤。

（十八）马东丽

马东丽（1964— ），女，主任医师，现任中国中西医结合学会眼科分会青年副主任委员，中华中医药学会眼科分会常委，北京中西医结合学会眼科分会副主任委员，世界中医药联合会眼科分会常务理事等，从事中西医结合眼科临床工作30余年，科研方面致力于青少年近视的中药干预和分子生物学研究以及高危角膜移植术后抗排斥反应的免疫机制研究。长期的户外活动不足可能导致青少年体质的阴阳失调，表现为"阴有余，阳不足"的状态，因此临床上主张补益机体阳气，抑制阴气过盛，通过调整机体平衡，清除虚热，坚实眼球组织，抑制巩膜变形，加强视网膜色素细胞的功能，从而预防、延缓和控制近视的发展。

【治法】益阳坚阴

【方剂】高视汤

【组成】党参、槐角、黄柏、沙苑子、珍珠粉、琥珀、川贝粉

【用药指导】本方中党参和沙苑子益阳健脾明目，增加视网膜感光细胞的功能为君药；槐角、黄柏清肝明目、苦寒坚阴，清除视网膜色素细胞层的虚热为臣药；珍珠粉安神固本，加强巩膜组织的坚韧性为佐药。

【疗效评价】本复方经动物实验证实可明显抑制形觉剥夺性近视动物眼的发生和发展，并从分子生物学方面得到论证。

（十九）李纪源

李纪源（1936—　），中国中医眼科学会常务理事，河南中医药学会副秘书长，河南中医眼科学会秘书长，张仲景国医大学特聘教授，银海眼科研究所所长。从医60年，致力于中医眼科的研究与实践。

李老的学术主张：（1）强调整体观念，重视眼病与脏腑气血的关系。（2）强调辨证与辨病是立方遣药的前提。（3）中医眼科应运用现代科学检测手段与知识，提高对疾病的认识。（4）治眼病以"理血"为纲。李老擅长中医药治疗近视、弱视，认为近视常见分为四型，临床应进行辨证施治。

1. 清热利湿

【方剂】升麻龙胆饮子

【组成】羌活、黄芩、龙胆草、青蛤粉、谷精草、蛇蜕、炙甘草、郁金、麻黄、升麻

2. 补肝肾

【方剂】地黄丸

【组成】熟地黄、山萸肉、山药、泽泻、牡丹皮、茯苓

3. 补益心脾

【方剂】定志丸

【组成】人参、茯苓、菖蒲、远志、防风、独活

4. 补益肝肾

【方剂】补肾磁石丸

【组成】磁石、肉苁蓉、菟丝子、菊花、石决明

（二十）喻平瀛

喻平瀛（1944— ），男，浙江人，浙江省黄岩中医学会秘书长，擅长脾胃病、肝病、呼吸系统疾病、老年病等的诊断和治疗。多次获国际、国家、省级优秀论文奖。提出近视中医治疗重用活血祛瘀，意在祛瘀生新，配合升阳开窍，宣通玄府，佐以清肝养肝。次方除活血化瘀以外，且注重疏筋解痉，祛风镇定，佐以升阳敛阳。第三方攻补兼施，活血祛瘀与温心阳、补肝肾同用，寓通于外。

1. 活血祛瘀，升阳开窍，清肝养肝

【方药】红花、茜草、丹参、升麻、石菖蒲、蔓荆子、枸杞子、决明子、鸡血藤、蝉衣

2. 活血化瘀，疏筋解痉，祛风镇定，升阳敛阳

【方药】红花、茜草、丹参、升麻、木瓜、五味子、茺蔚子、枸杞子、蝉衣、石菖蒲、僵蚕、钩藤

3. 活血祛瘀，温心阳，补肝肾

【方药】红花、丹参、升麻、五味子、白芍、枸杞子、远志、覆盆子、鸡血藤、石菖蒲

【用药指导】将三方分别研细末，炼蜜为丸，每日三次，每次于饭后温开水送服15克，每方服10天，三方依次服完为一疗程。

【疗效评价】临床观察32例病人，其中26例有效，视力提高0.6以上有6例，占18.8%，提高0.4～0.6有11例，占36%，提高0.2～0.4有9例，占28.1%，6例无效。

（二十一）喻干龙

喻干龙，男，主任医师，硕士生导师，眼科学术带头人，湖南省中医眼科学会副主任委员，全国特效医术研究会理事。从事中医眼科30余年，临床经验丰富，尤其擅长角膜病、虹膜病、眼底病及青少年近视、远视、弱视等，并创立"龙眼黄精复合粉"公益项目。

喻教授认为长期的紧张焦虑、情志不舒，可影响肝的疏泄功能，引起肝气郁结、气滞不行、血循障碍，导致眼部供血不足，影响视功能的正常发育，肝郁则脾失健运，脾虚则筋张弛长，坚壳不固。再加用眼不当更易诱发和加重近视的发生。

【治法】疏肝健脾，升阳明目

【方剂】近视复明丸

【组成】柴胡、白芍、木瓜、丹参、当归、党参、黄芪、茯苓、白术、石菖蒲、远志、巴戟天、锁阳

【疗效评价】近视复明丸可有效缓解睫状肌痉挛。抑制眼轴和屈光度过度增长，改善视路障碍和提高视细胞功能。

（二十二）白世淼

白世淼，女，主任医师，硕士生导师，国家中医药管理局"十二五"重点学科带头人，河北省中医药学会第六届眼科专业委员会主任委员，河北省中西医结合学会委员会副主任委员，中国民族医药学会眼科分会常务理事，中华中医药学会眼科专业委员会委员。从事眼科临床及科研教学工作20余年，临床上辨证与辨病相结合，中西医并用，综合治疗各种疑难眼病。

白教授认为近视主要是由于后天因素影响而成的，长期近距离用眼过度，读写环境不良以及视屏闪烁导致的调节功能下降是最主要的因素，另外也与患者体质、营养不良、

微量元素的缺乏有关，中医认为多为气血滞涩、经络不通所致。

【治法】补肝肾，养阴血，疏肝明目

【方剂】石斛爽目颗粒

【组成】石斛、女贞子、枸杞子、生地黄、麦冬、当归、赤芍、白芍、菊花、夏枯草、枳壳、荆芥、防风、柴胡

【疗效评价】该方可滋补肝肾，调理脾胃，养血明目。经多年临床观察，能有效缓解视疲劳，防治青少年近视，同时可改善体质，增强微量元素的吸收。同时配合针刺眼周及头部穴位，可改善视疲劳，促进视力恢复。

（二十三）蔡航波

蔡航波，女，主任医师，第一批"国家优秀中医临床人才"，第一批"浙江省中青年名中医"，致力于中西医结合眼内科临床研究25年，博采众长，继承创新。擅长中医中药治疗各种眼底疑难病症。

蔡教授针对假性近视，从补肾养血明目着手，研制了"明目增视Ⅰ号"并配合研制的近视滴眼液治疗。

【治法】养血补肾明目

【方剂】明目增视Ⅰ号

【组成】枸杞子、决明子、当归、太子参、甘草、石菖蒲加减

【疗效分析】临床观察该方可扩张血管、解除痉挛，且锌、铜含量丰富，尤其对假性近视有一定疗效。

（二十四）谢学军

谢学军，女，主任医师，成都中医药大学国家级重点学科中医眼科基础研究方向学术带头人。四川省中医药管理局

学术和技术带头人，2009年被遴选为四川省名中医，2011年被聘为第三届四川省干部保健专家组成员，2013年被遴选为四川省优秀中医临床人才研修项目指导老师。

谢教授指导其研究生在国内外首次开展"儿童近视与中医体质学的相关性分析"的临床研究，其研究结果显示，有近视家族史近视儿童体质以气虚多见，无近视家族史的儿童体质以阴虚多见。不同程度的近视儿童体质分型均以阴虚质、气虚质为主，随着儿童近视年龄的增加，气虚质的比例明显增加，气虚质可能是多因素发展的结果。因此，认为应注意纠正患儿的偏颇体质。对青少年近视的调治应该全面、综合，在纠正不良用眼与起居习惯的基础上，还需从饮食、药物等多方面调治。对于正处在生长发育期的儿童及青少年，应注意避免过食含糖高的食物，气虚质者多食有益气健脾作用的食物，阴虚质者应多用具有滋阴清热，生津润燥功效的食物。

1. 阴虚型

【治法】滋阴清热，生津润燥

【方剂】地黄四物汤

【组成】生地黄、山茱萸、山药、丹皮、茯苓、南沙参、生白术、甘草、葛根、秦皮、木瓜、郁金

2. 气虚型

【治法】益气健脾

【方剂】生脉四君子汤

【组成】南沙参、山药、茯苓、生白术、甘草、麦冬、五味子、葛根、秦皮、木瓜、郁金

【疗效评价】

谢学军教授在儿童近视的临床治疗中重视体质学说，并且在应用中取得较好疗效，进一步证实该学说。

(二十五）张健

张健，著名眼科专家张怀安学术思想继承人。教授，硕士生导师，湖南省名中医，眼科临床45年，精通中医，兼通西医，业绩载入《中国世纪专家》，深得患者及业界专家好评。

张健教授提出，中医认为近视常见的原因是心阳衰弱，阳虚阴盛；或过用目力，耗气伤血，以致目中神光不能发越于远处；或肝肾两虚，禀赋不足，神光衰微，光华不能远而仅能视近。

【治法】益心定志

【方剂】开心散

【组成】蜜远志、石菖蒲、太子参、茯苓、黄芪、益智仁、酸枣仁

【验案举例】

杨某，男，9岁，2015年11月20日初诊。患儿2月前在学校体检时发现视力差，曾散瞳验光配镜，伴面色少华，心悸神疲，烦躁易怒。双眼外观及眼底均未见异常。右眼加原镜-1.25，矫正视力1.0，左眼加原镜-0.75，矫正视力1.0。诊断：双眼近视，辨证心阳不足，与开心散加减，配合针刺及耳穴压丸。共服药48剂，针刺42次，一直贴耳豆，视力提高到右眼1.2，左眼1.0，近一年复查双眼视力保持1.2。

三、其他医家经验

（一）闫钟蒲

闫钟蒲，郑州市第二人民医院眼科主任医师，河南省中医眼科学术带头人。善用中西医结合治疗眼科常见疾病和并发症。

闫教授认为近视有一定的遗传因素，但不可忽视外来因素的影响。外来因素乘机体内虚或强用目力之际侵入人体耗伤神精，内闭玄府是发生本病的关键。初起患病，视力降低是波动性的，受环境影响产生病理、生理反应。此时，目睛内虚，气血通道运行障碍，玄府内竭而自闭，精血不能荣目而为用，形成假性近视。若失于防治，病延而致营卫失调，气血乖逆或正不胜邪，邪聚而玄府阻滞，清阳不升，浊阴不降，目络壅滞，精气不行，目力速降，形成混合性近视。若不及时治疗，日久损及五脏，累及肝肾，目郁水滞，气血凝聚，玄府闭阻，发展为真性近视。

【治法】调和营卫，启闭玄府

【组成】桂枝、白芍、甘草、当归、黑豆、荆芥穗、红参、紫河车、大枣

【验案举例】杨某某，男，14岁，1987年7月13日初诊。近视，双眼视物模糊伴头痛眼痛一年，服西药，配镜无效。查视力双眼均为4.2/1.0，雾视后双眼视力提高2行，眼底无明显改变。诊断：近视（混合性），依法服上药两个疗程，视物较前清晰，头痛眼痛等症状消失，记忆力增强，视力右眼4.7/1.2，左眼4.8/1.2，三个月复查：右眼4.6/1.2，左眼4.7/1.2。

（二）刘玉芬

刘玉芬，女，济南市中医医院眼科主任。济南市优秀青年中医，山东中医药学会五官科专业委员会委员，山东中西医结合学会眼科专业委员会委员，山东中医药大学兼职教授，济南医学会眼科专业委员会委员。在中医眼科领域利用独创的治疗方法，治疗青少年近视、远视、弱视、视神经萎缩等疑难杂症取得独到疗效。

刘教授认为近视是遗传因素、环境因素、内分泌平衡、眼部组织代谢综合作用的结果，并根据近视之肝热证发病规律，临床辨证总结了益明亮视方案进行治疗。

1. 清肝泄热，开窍明目

【方剂】益明亮视汤Ⅰ号

【组成】石决明、茵陈、黄芩、柴胡加减

2. 益气健脾，育心养瞳

【方剂】益明亮视汤Ⅱ号

【组成】远志、石菖蒲、当归、黄芪加减

3. 补肝肾，益精血

【方剂】益明亮视汤Ⅲ号

【组成】枸杞子、车前子、生地黄、当归、菟丝子加减

【疗效评价】本治疗方案通过267例（526只眼）的临床观察显示，能明显改善视力，减轻屈光度数，减少近视性病变与并发症的发生。

（三）王继红

王继红，女，中华中医药学会眼科分会委员，江苏省中医药学会眼科分会委员，江苏省中西医结合学会眼科专业委员会眼外伤学组委员，无锡市医师协会眼科专业分会副会长，入选江苏省第十三批"六大人才高峰"，擅长治疗白内障、青光眼等，尤其擅长运用针灸治疗各种疑难眼病。并从事中西医结合治疗青少年近视的研究。

王教授提出根据中医"天人相应""因时制宜"等观念结合现代医学实践对于人体生物钟失衡相关疾病进行诊断和治疗，选择最佳用药时间、治疗时间以及防病时间，使患者治愈率提高，降低药物不良反应。

【治法】补气养血，平衡阴阳

【方剂】日钟阴阳方（阳方及阴方）

【组成】

日钟阳方：党参、炒白术、茯苓、炒丹皮、川续断、杜仲、鹿角霜、甘草

日钟阴方：当归、赤芍、白芍、山药、山茱萸、炒丹皮、茯苓、川续断、生地黄、枸杞子、决明子、甘草

【疗效评价】中药日钟阴阳方旨在根据日节律中阴阳属性时段差异，适时服用方药，滋阴补阳，使气血调畅，阴阳运动协调，临床证实对于低度青少年近视疗效显著，可有效控制眼轴增长。

（四）郑新青

郑新青，女，主任医师，全国首批名老中医药专家衣元良教授学术经验继承人。兼任中国中西医结合眼科学会山东分会副主任委员。近40年来一直致力于中西医结合眼科医疗、教学、科研工作，具有较高深的专业理论、技术水平，丰富的临床经验及处理多种眼科疑难重症的能力。尤其对儿童弱视、青少年近视、干眼症、视疲劳、青光眼、白内障、葡萄膜炎、角膜炎、眼肌麻痹及多种眼底疾病的诊治具有较独特的见解和造诣。其创制的"视疲宁片"在防治各种类型的视疲劳、青少年近视方面疗效显著。

【治法】健脾益气、滋补肝肾、养血明目

【方剂】视疲宁片

【组成】炙黄芪、当归、熟地黄、白芍、柴胡、川芎、五味子、桑椹、淫羊藿、菟丝子

【疗效评价】经试验验证，本方可促进睫状肌发育，缓解睫状肌痉挛，改善局部血液循环等，有提高远视力，降低屈光度的作用。

(五)曾明葵

曾明葵,男,主任医师,硕士生导师,眼科学科带头人。博览中医眼科典籍,治学严谨,长期从事眼科教学和医疗工作,对中医眼科理论有很深的研究,并融贯古今,形成自己的处方用药特色。

曾教授认为近视是先天不足与后天失养所致,与用眼不当,久视伤血,饮食偏嗜等关系密切。因此,提出肾精不足,脾虚肝滞是关键,与肝、脾、肾关系密切,并提出益肾健脾,疏肝解痉的治疗原则。

【治法】益肾健脾、疏肝解痉

【方剂】益视明目饮

【组成】石菖蒲、远志、茯苓、黄芪、党参、山药、山茱萸、枸杞子、菟丝子、蝉蜕、刺蒺藜、甘草

【疗效评价】经试验验证,益视明目饮可有效提高患者视力,部分降低屈光度。尤其对于低度近视,疗效显著。认为本方可缓解睫状肌痉挛,改善眼局部血流,补充微量元素,提高机体抗疲劳能力。

(六)彭耀崧

彭耀崧,男,副主任医师,广东省视光学学会斜视弱视专业委员会副主任委员。从事中西医结合眼科教学、科研及临床医疗工作近30年,发表论文20余篇,参编多部教材及著作。具有扎实的医学基础和丰富的眼科医疗经验,擅长中西医结合治疗斜视、弱视、青光眼、眼底病等。

彭教授认为阳气不足是本病的主要原因,同时,精血亏虚,经络滞涩也是本病发病的重要原因,因此,治宜补气升阳,滋肾柔肝,活血通络。

【治法】补气升阳,滋肾柔肝,活血通络

【方剂】增视冲剂

【组成】党参、枸杞子、女贞子、白芍、丹参、秦艽、石菖蒲、升麻。

【疗效评价】本方内服对于遏制病情发展,防止近视度数增高有一定效果,且能提高裸眼视力。

第二节 物理疗法

一、针刺

针刺疗法是通过刺激经络腧穴,调畅气机、疏通气血,从而改善眼部血液循环,使机体产生的精微物质能更好地上承濡养目系,来达到防治近视的目的。临床常见有毫针刺法、梅花针刺法、头针刺法等,具体应用如下。

(一)毫针刺

毫针刺法常用1寸、1.5寸、2寸三种长度规格的不锈钢毫针进行,患者取仰卧位、侧卧位或仰靠坐位,使肢体舒适,肌肉放松。取穴以眼周穴位为主,远处穴位为辅的原则进行,治疗时当根据患者的具体情况,辨证施治。

【主穴】睛明、承泣、风池、光明、翳明

【配穴】

(1)心脾两虚型,表现为目视不清、面白乏力、心悸懒言、失眠健忘、苔白舌淡、脉细无力,配内关、心俞、脾俞、足三里。

(2)肝肾阴虚型,表现为目视不清、双目干涩、头晕目眩、腰膝酸软、舌黯少苔，脉沉弱，配肝俞、肾俞、三阴交、关元。

（3）用眼过度导致的视疲劳，配四白、养老、足三里。

【操作方法】眼部诸穴毫针平补平泻，远端穴宜用毫针补法。其中睛明、承泣、风池属危险穴位，针刺时应格外留意。承泣取直刺，嘱患者眼向上看，左手轻轻向上固定眼球，右手沿眶下壁缓缓刺入0.5～1寸，勿大幅度捻转提插，出针后局部压迫1～2分钟，以防出血。睛明刺时，嘱患者闭目，医者左手轻推眼球向外侧固定，右手缓慢进针，紧靠眶缘直刺0.5～1寸，不捻转提插，出针后压针孔片刻，以防出血。风池刺时，当针尖微下，向鼻尖方向斜刺0.8～1.2寸；严禁针尖朝上、刺入过长，以免误入枕骨大孔，伤及脑干。

【注意事项】

（1）针具应严格消毒灭菌，建议使用一次性针灸针，一人一针，避免交叉感染。

（2）过劳过饥或精神过于紧张者不宜用本法。

（3）局部有感染、肿瘤、瘢痕的穴位不宜针刺。

（4）小儿患者不宜留针，囟门未合者，不宜刺头顶部穴位。

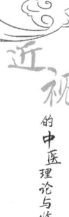

（5）若出现头晕、心慌、恶心、面白、冷汗出、脉微弱等晕针现象时，应立即全部出针，使患者平卧，放低头部注意保暖，并指掐人中、内关等穴。严重者应配合其他急救措施。

（6）针刺眼区穴位，均不宜大幅度提插和捻转及长时间留针，以免刺伤眼球和引起出血。

【古籍摘录】

《针灸甲乙经》："远视不明，承光主之。""目不明，恶风……睛明主之。"

《针灸资生经》："上星、脑户，治目睛痛，不能远视。"

《圣济总录》："水泉二穴，主目不能远视……针入四分。"

《针灸聚英》："玉枕……灸三壮，针三分，留三呼，主目痛如脱,不能远视。"

《针灸大成·考正穴法》:"睛明,主目远视不明。"

(二)梅花针叩刺

梅花针疗法是由体针的皮肤针刺法演变而来,针柄长15～20厘米不等。因针头端装有7枚小针,状如梅花,故又称七星梅花针。梅花针叩刺采用局部点刺的方法来刺激体穴或耳穴,同样具有疏通经络、调节脏腑的功能。临床该法用于治疗近视的施术部位多以后颈部、头面部为主,如叩刺后颈、背部,患者取俯伏坐位或俯伏卧位,叩刺头面部取正坐位。

【施术部位】后项部及眼眶周围诸穴

【操作方法】选好体位,右手握针柄,用无名指和小指将针柄末端固定于手掌小鱼际处,针柄尾端露出手掌1～1.5厘米,再以中指和拇指夹持针柄,食指按于针柄中段,便于灵活运用手腕的弹性。用梅花针叩打后项部及眼眶周围,于颈椎两侧循膀胱经路线各叩打3行,于眼眶周围密叩3～4圈,同时在睛明、攒竹、鱼腰、四白、太阳、风池等穴各叩打几下,叩刺时落针要稳准,针尖与皮肤呈垂直接触,提针要快。如叩刺耳穴,叩刺时于耳郭皮肤消毒后,施术者左手固定托住耳郭,右手持拿消毒的梅花针在已选定的耳穴区做快速的雀啄样点刺,刺激手法由轻到重。叩击以刺激部位发红充血为度,若叩击部位有少量渗血,先用消毒棉球将渗血擦除后,再以75%酒精棉球复擦1次。

【注意事项】

(1)施术前检查针具,有钩曲、不齐、缺损者,不宜使用。

(2)叩刺前针具及施术部位必须严格消毒,以防感染。

(3)叩刺时要用腕力弹刺,针尖要垂直上下叩打,避免斜刺、钩刺、拖刺。

（4）皮肤有创伤、溃疡、瘢痕、感染、肿瘤者不宜在患部叩刺，有自发性出血性疾病者不宜叩刺。

（三）头针刺法

头针，又名头皮针，是通过针刺人体头皮（头部有发部位）组织中的特别刺激点，来治疗疾病的一种新的针刺方法。头针针刺头皮上特定的刺激区以治疗疾病，是大脑皮层功能定位理论与针刺方法相结合的产物，头针疗法具有疏通经络、流行气血、促进循环、改善神经的传导功能和调节神经肌肉兴奋的作用。该疗法较为方便又安全，如患者需较长时间留针，可带针活动、工作和学习。头针针具一般用28～30号1.5～3寸长不锈钢针，小儿可选用0.5～1寸长针具，近视针刺部位取视区，患者取坐位或俯卧位。

【施术部位】视区，相当于枕叶在头皮上的投影，从枕外隆凸顶端左右旁开各1厘米处，向上引1条平行于前后正中线的4厘米长的直线，其间区域即为视区（见图4、彩图4）。

【操作方法】在对选定的刺激区常规消毒后，手持针柄与头皮成15°角平刺，快速将针刺入皮下，当针尖达到帽状腱膜下层时，感到阻力变小，然后针与头皮平行，根据穴线刺入不同深度。之后，术者肩肘腕拇指等关节固定，食指二关节屈曲，用食指桡侧面与拇指掌侧面持针柄，然后以食指关节不断屈伸，使针体左右旋转，每分钟要求200次左右，持续捻转3分钟。待眼睛出现胀热的针感后留针15～30分钟，其间每隔5～10分钟可行针1次，每次2分钟左右。起针时按压针孔防止出血。一般每日或隔日一次，10次为1个疗程，疗程中间休息5～7天。

【注意事项】

（1）严格消毒，以防感染。

（2）对精神紧张、过饱、过饥者应慎用，不宜采取强刺激

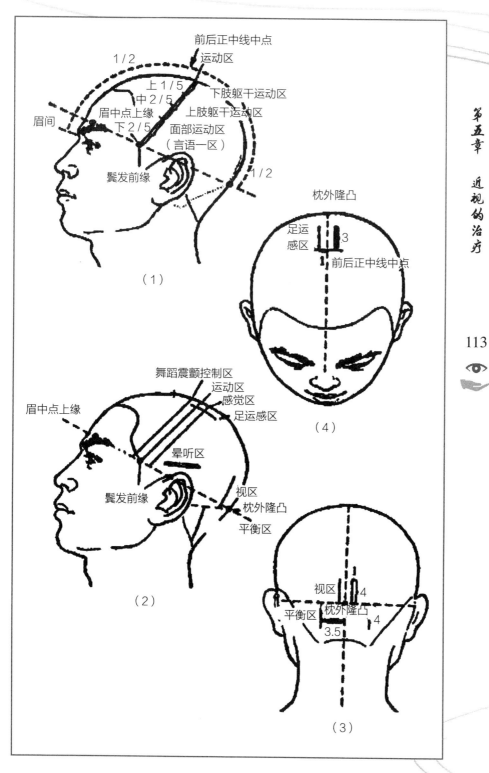

图 4

大脑皮层各部功能在头部的投影位置

手法。

（3）囟门和骨缝尚未骨化的婴儿；患有严重心脏病、重度糖尿病、重度贫血、急性炎症和心力衰竭者；头部颅骨缺损处或开放性脑损伤部位、头部严重感染溃疡、瘢痕者，不宜采用头针治疗。

（4）中风患者，如因急性脑血管病所致，有昏迷、血压过高时，暂不宜用头针治疗，须待血压和病情稳定后方可使用。

（5）头皮血管丰富，容易出血。起针时要认真检查每针孔有无出血和血肿，如有出血，则用消毒棉球压迫针孔片刻，直到血止。

二、艾灸

艾灸法是利用艾绒燃烧在体表特定部位进行温熨、烧灼，借艾火的温和热力及药物的作用，通过经络的传导来温通气血、扶正祛邪，以达到治病和保健目的。艾灸具有温散寒邪、温通经络、消瘀散结等功效，可用于阳气不足，气血瘀滞等导致的视力下降。

（一）核桃灸法

核桃灸法又名核桃壳灸，亦称隔核桃壳眼镜灸、桃壳灸等，是一种以普通核桃壳为灸具的灸器灸法，属于直接灸中的隔物灸之一。此法较早见于清代的顾世澄所撰《疡医大全》一书，用于治疗外科疮疡。现代针灸工作者对此方法进行改良，主要用于眼科疾病的治疗。核桃壳作灸具可追溯到《理瀹骈文》一文："凡肩背腰胁手臂腿膝环跳贴骨处疼痛，用沉香、木香、丁香、乳香、麝香、山甲末，裹核桃壳覆患处，正面作圈护住，上用荷叶遮盖以防火落，烧艾一二炷，觉热气入内即散。"现代常根据病情需要,选择对证的中药药液浸泡过的核桃壳作为灸具。艾灸时,核桃壳防止了艾灸烟熏眼睛,同时可通过温热作用将上面浸着的中药药液熏蒸到眼部,从而达到治疗作用。

【施术部位】患眼

【操作方法】取核桃一个从中线劈开,去仁,取壳(壳不可有裂缝)备用。用细铁丝制成一副眼镜架,外用医用胶布缠紧,镜框上再用钢丝向内弯一个钩形,高约2厘米,钩长2～3厘米,以备插艾卷段用。先将核桃壳放在熬制好的菊花枸杞药液中浸泡3～5分钟,浸泡后取出固定在眼镜框中,再将5～7厘米长的艾卷段点燃插在镜框钩上施灸。待艾段燃尽,再插1段。每次据症情灸1～3壮,每日或隔日灸1次,7次为1疗程,做完一疗程后休息3～5天再行治疗。

【注意事项】

(1)年龄低于8周岁,严重心脏病、肿瘤、传染病、醉酒患者禁用;眼睛有器质性疾病者禁用。

(2)术后不宜马上洗脸,建议2小时后清洁。

(3)灸时需双目闭合,请勿乱动,以免烫伤。

(4)治疗期间少食辛辣之物,少看手机、电脑、电视等,以免影响疗效。

(二)一般灸法

【施术部位】劳宫穴、眼周

【操作方法】采用艾条灸悬灸法,患者采用正坐位,前臂伸出,掌心朝上放平,将艾条一端点燃,在距离皮肤2～3厘米处温和灸劳宫穴,灸10～20分钟,至皮肤红晕为度。灸眼周时,闭目,用艾条在整个眼眶周围打着圈艾灸,距皮肤距离以患者舒适为度,不宜太近,每次每只眼睛灸5～10分钟,不宜时间过长。7天为一个疗程,每个疗程间隔3～5天。

【注意事项】

（1）一般空腹、过饱、极度疲劳和对灸法恐惧者，应慎施灸。

（2）对于体弱患者，灸治时间不宜长，刺激量不可过强，以防晕灸。一旦发生晕灸，应立即停止施灸，并做出及时处理，其方法同晕针。

（3）施灸过程中要防止燃烧的艾绒脱落烧伤皮肤和衣物。

（4）施灸应注意在通风环境中进行。

三、按摩

眼部穴位丰富，经常按摩眼部，能疏导眼部经络，增强眼部肌肉的弹性，有改善头面气血流通，醒脑明目的功效。

（一）古代熨目法

《养生方》记载："鸡鸣以两手相摩令热，以熨目，三行，以指抑目，左右有神光，令目明不病痛。"即晨起时分，先将左右手摩擦至手掌温暖，再用温暖的手掌罩住眼睛，微压眼眶令目热，如此反复多次，可令目明。实际运用时，可在手温覆眼睛时睁开双眼，上下左右旋转眼球，增强明目功效。

（二）现代按摩手法

【常用手法】

（1）推法：将手握成空心拳状，用拇指端的螺纹面或偏峰着力于一定的部位或穴位上，通过腕部的摆动和拇指关节的屈伸活动，使产生的力持续地作用于经络穴位上，通常速度为每分钟120～160次。

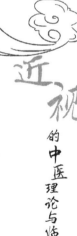

（2）拿法：用拇指和其余四指做对称地用力，提拿一定部位和穴位，进行一紧一松的拿捏。

（3）擦法：是用手掌面大鱼际或小鱼际部分着力于一定部位上进行直线来回摩擦，通常速度为每分钟100～120次。

（4）按法：用拇指或掌根等部按压部位或穴位，逐渐用力按压捻动。可手握拳，伸直拇指，用指端或螺纹面按压，也可用双掌重叠按压。

（5）摩法：用手掌面或第2～4指指面附着于一定的部位上，以腕关节连同前臂做环形的有节律的抚摩。

（6）揉法：用手掌大鱼际或掌根部，在一定的部位或穴位上做轻缓柔和的回旋揉动。

（7）抹法：是用单手或双手拇指螺纹面紧贴皮肤，做上下或左右往返移动。

【施术部位】颜面、后颈诸穴

【操作方法】

（1）患者取坐位，术者先按揉两侧风池、翳明各半分钟，均以酸胀得气为度，再从风池开始沿颈椎两侧用拿法，直上而下往复7～8次，再用一指禅推法或按、摩法往复操作3分钟。再取仰卧位用一指禅推法从睛明到攒竹沿眼眶做环形治疗，点按攒竹、鱼腰、承泣、四白、睛明穴各1分钟，重者在眉上缘和眶上缘同时配合按揉太阳穴，以眼球微热及胀感为限。每天1次，10次为1疗程。

（2）闭目，用双手食指第二节偏峰循环揉印堂、攒竹、太阳、睛明、阳白、四白、瞳子髎等穴若干次，每次1～2分钟，以眼球微热及胀感为限。闭目，用双手掌面从额部经太阳穴到颊部，再从下向上经鼻两侧至额部进行轻轻揉擦，以发热为度。最后可轻轻按摩眼球。每天1次，8次为1疗程。

【注意事项】

（1）屈光度在600度以上，应减少按摩眼球次数，防止发生视网膜脱落。

（2）注意保护患者皮肤，按摩部位应覆盖治疗巾，施术者手部应消毒。

（3）眼周皮肤较为脆弱，手法宜轻柔。

（4）按摩完毕，可嘱患者远眺10分钟增强疗效。

四、耳穴贴压

耳穴贴压法是指使用一定丸状物贴压耳穴以防治疾病的一种方法。可代替耳穴毫针法、埋针法，花费极微，安全无创，不良反应少，可以不定期地在贴敷处按压，能起到持续刺激的作用。耳穴压丸眼科临床应用较为广泛，对于屈光不正、视力疲劳以及眼底病等均有一定的疗效。

【施术部位】耳穴眼、肝、肾、心、脾、神门区，也可用压痛棒或电子探测仪先探得压痛点或低电阻点处施治。

【术前准备】准备王不留行籽、白芥子或小磁块，油菜籽、绿豆、小米亦可代用。将上述药丸用沸水烫洗2分钟，取出晒干藏于瓶中。准备剪刀一把，胶布若干（一般选用医用脱敏胶布）。选好穴位，将穴位所在局部皮肤用酒精棉球消毒待干。将胶布剪成0.6厘米×0.6厘米的小方块，剪好的胶布中心放置药丸1粒备用。

【贴药方法】左手固定穴位或耳郭，右手用镊子夹取粘有药丸的胶布对准穴位贴紧，并适度按揉，使耳郭有发热、肿痛感。嘱患者每天自行按揉压丸处3～5次，以加强刺激量，每次每穴1～2分钟。2～4日更换一次，两耳交替进行，可按病情酌情增减或更换穴位。

【注意事项】

（1）防止胶布潮湿或污染，以免引起皮肤炎症。

（2）对胶布过敏，局部出现红色粟粒样丘疹伴有痒感者不

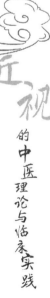

宜再贴。

（3）夏季压丸多汗，贴敷时间不宜过长，冬季耳郭冻疮处不宜贴敷。

（4）耳郭皮肤有炎性病症者不宜采用此法。

五、可穿戴式治疗仪

可穿戴式近视治疗仪可分为非离焦近视治疗仪和离焦性近视治疗仪两大类。离焦性近视治疗仪是以近视发病"离焦学说及形觉剥夺学说"为依据，配戴时可以提供远视、虚焦远视、移焦远视或调焦远视，使眼的屈光呈现近视性离焦状态，从而抵消或终止近视化过程，促进近视向远视方向转化。而非离焦近视治疗仪也称传统近视治疗仪，对眼的屈光焦点没有直接的近视性离焦作用，而是通过眼部按摩、磁疗、电疗、振动等帮助控制近视发展，属于传统中医理论与现代科技相结合的产物。

国内各种各类的近视治疗仪层出不穷，但传统近视治疗仪的医疗保健原理大多一致。传统治疗仪通常有加热功能，佩戴时可通过红外线加热、石墨烯加热等方法热敷眼睛，与上文提到的"古代熨目法"有异曲同工之妙；有的仪器还可通过通电使内置气囊振动来达到按摩眼周的效果，相当于针对眼部腧穴做了一次眼保健操，可有效疏通眼部气血、调节眼睛的新陈代谢、改善眼部神经的营养，对于缓解眼部疲劳、改善干眼症、减少黑眼圈均有很好的效果，可作为治疗近视的辅助疗法。

第三节 药物外治

药物外治法，是指药物除口服外，以外施于体表或从体外治疗的方式。药物外治法具有"简、便、廉、验"的特点，且历史悠久、应用广泛，对于不肯、不能服药的群体，具有独特的治疗效果。中医眼科的药物外治法历史悠久，唐代王焘所著《外台秘要》中有用秦皮汤滴眼治疗"瓦斯入眼，眼睛赤痛不得见光"的记载，《齐氏医案》中也有记载治疗眼赤肿痛、用辛热辛凉之药点洗的用药原则……现代理论认为，药物外治法，是通过熏蒸、电刺激等促透方法，实现药物的外部吸收，以达到治疗疾病的目的。

中医外治疗法专著《理瀹骈文》中记载："外治之理，即内治之理；外治之药，即内治之药，所异者法耳，医理药性无二。"近视的药物外治法，是以中医辨证论治为基础，外用药物多以补益肝肾、活血化瘀、清肝明目、益气活血为要义立方，通过眼罩、蒸汽熏蒸、点眼、穴位按摩等方式促进药物发挥作用。常见的近视药物外治法有药物眼罩疗法、药物滴眼疗法、药物敷眼疗法、药物熏眼疗法、中药离子导入、穴位贴敷、药枕、足浴疗法，介绍如下：

一、药物眼罩疗法

药物眼罩疗法分为单纯中药眼罩和中药热疗眼罩，是将中药打成药粉后放入眼罩中，近视患者通过配戴药物眼罩来治疗近视的一种外治法。药物眼罩多选取补益肝肾、益气活血、清肝明目的中药，可于夜间睡眠时佩戴，药物透过眼周穴位作用于眼部，发挥滋补肝肾、开窍明目、提高视力的作用。中药热疗眼罩,是在中药眼罩的基础上,用电热导丝或铁粉发热包实现加热目的,药物和热敷共同作用,能够疏通经络、行气活血,使精气上充于目而提高视力。

操作方法:将中药打碎或研磨成药粉,取2～5克放在药包里,将药包置于眼罩夹层中,患者佩戴眼罩。单纯中药眼罩适宜夜间佩戴,佩戴8小时以上。中药热疗眼罩可根据实际情况缩短佩戴时间,保持温度在40℃～45℃之间。

临床常见眼罩药包组成:

(1)中国人民解放军一五三中心医院五官科:决明子、青葙子、冰片、蔓荆子、当归、辛夷、川芎。

(2)苏州市中医院:黄芪、当归、益母草、决明子、五味子、青皮、石菖蒲各10克,首乌藤15克,冰片5克,打粉和匀,每只药包2克药粉。

(3)养血补肾方:枸杞子、覆盆子、车前子、五味子、菟丝子、熟地黄、当归、川芎、白芍、丹参、白术、黄芪。

二、药物滴眼疗法

药物滴眼,又称"点眼",因其吸收快、使用简便,成为临床缓解视疲劳、治疗近视的一种常用剂型。中药滴眼液,是在中医理论的指导下,将中药复方制剂或中药有效成分制成滴眼液,起到外用治疗近视的作用,下面介绍几种治疗近视的中药滴眼液:

1. 葛根素滴眼液

研究表明,葛根素滴眼液可通过降低眼压,抑制青少年近视的发展,用法为1%葛根素滴眼液早晚各滴眼一次。

2. 真珠煎方

在中医学中,也有药物滴眼治疗近视的记载,如《外台秘要》中就有真珠煎方治疗肝气虚寒导致的视力下降:"又疗肝气虚寒，眼青盲不见物，真珠煎方：真珠（四分研）白蜜（二合）鲤鱼胆（一枚）上三味和合。微火上煎两沸。绵裹纳眼中，眼汁当自出。"

注意事项：

（1）须在密闭空间、避风处滴眼。

（2）操作者注意手部消毒。

（3）滴眼后两手按揉对侧鱼尾穴位（鱼尾穴：面部，眼外眦外方约0.1寸处）。

（4）滴眼后闭目休息，再缓缓睁眼。

三、药物敷眼疗法

药物敷眼疗法属于中药热熨技术的一种，是将中药经过蒸、煮加热后，用纱布包裹，趁温热在眼部进行热熨的一种治疗方法。热敷眼周穴位，能够起到疏通眼周经络、行气活血的作用，从而缓解眼部疲劳、治疗近视。

中药热敷眼罩药方组成：

（1）黄芪、当归、益母草、决明子、五味子、青皮、石菖蒲各10克，首乌藤15克，冰片5克，均打粉和匀。

（2）中国中医科学院眼科医院：夏天无、白芍、当归、冰片。

注意事项：

（1）敷眼药物中不能含有腐蚀性、刺激性较强的药物。

（2）敷包温度不宜过热、以免损伤眼周皮肤。

（3）眼周有破损、创口的，不能进行敷眼疗法。

（4）敷眼过程中患者如有头晕、恶心、心悸等不适，立即停止治疗，令患者平卧休息。

四、药物熏眼疗法

药物熏眼疗法是借助热力使药物透过眼部皮肤作用于眼睛的一种疗法。中医认为,温热作用有疏通经络、调节气血、鼓舞阳气的作用。药物熏眼能够促进眼部气血运行通畅、使精气充养于目,从而提高视力。在临床上,药物熏蒸也是古代医家常用的一种外治法。药物熏眼的记载可见于《外台秘要》对于夜盲症的治疗:"眼暮无所见,猪肝(一具)细切,以水一斗煮熟,置小口器中,及热以目临上,大开勿闭也,冷复温之,以瘥为度。"现代研究认为,药物熏眼通过药物和热力的双重作用,促进眼周血液循环,促进眼部肌肉舒张,从而起到缓解眼部疲劳、提高视力的作用。药物熏眼疗法具有刺激性小、舒适度高、作用直接、疗效确切等优点。

操作方法:将中药熬煮 500 毫升的左右的熏眼液,放在一小口容器中,药液凉至 45℃左右(患者不觉灼热为宜),患者低头俯面将双眼放在容器口进行熏蒸,瞬目熏眼 20 分钟。

临床上,中药熏眼液的药物组成多样,依据患者证型,多以清肝明目、活血化瘀为要义立方,介绍几种疗效确切的方剂如下:

(1)新疆医科大学附属中医医院眼科方:防风、荆芥、蝉蜕、一枝蒿、白花蛇舌草、黄芩、木贼等。

(2)上海中医药大学附属岳阳中西医结合医院眼科方:薄荷、冰片、当归、桃仁、川芎、丹参、夏枯草、木瓜、茺蔚子、石菖蒲、郁金、延胡索。

(3)广东省第二中医院眼科方:金银花、连翘、菊花、蝉蜕、红花、丝瓜络、荆芥、防风、蒲公英各 15 克,桂枝、丁香、昆布各 30 克。

五、中药离子导入

中药离子导入疗法是通过直流电的作用，使中药离子通过电荷相互作用经皮肤进入眼部的一种疗法。通过直流电的促导作用，使药液长时间、高浓度地作用于眼内，能够改善眼部血液循环、缓解眼部疲劳、提高视力。

操作方法：患者闭目，将含有中药药液的衬垫敷于眼睑上，将离子导入仪的正极板用绷带固定在衬垫上方，离子导入仪的负极板置于枕部或患眼对侧合谷穴。直流电大小为0.05mA，每只眼睛治疗20分钟。

此外治法具有损伤小、操作简便、作用直接等优点。

中药导入液药物组成根据患者近视证型辨证施治，立方多以补益肝肾、疏肝理气为要义，介绍几种方剂如下：

（1）四川省资阳市中医院：茺蔚子25克，枸杞子15克，木瓜25克，青皮20克，五味子6克，伸筋草25克，松节25克，生三七粉3克，菟丝子25克，取汁3000毫升，每剂600毫升。

（2）天津中医药研究院附属医院方：枸杞子、决明子、当归、太子参、石菖蒲、夜明砂、灵芝、冰片等。

（3）广西中医药大学附属瑞康医院：青皮10克，决明子10克，菊花10克，冰片5克，乳香15克，薄荷5克，枸杞子15克，红花10克，当归10克，密蒙花5克，丹参10克，菟丝子10克，熟地黄10克。

六、穴位贴敷疗法

穴位贴敷疗法是一种广泛使用的外治疗法。穴位贴敷以中医经络理论为基础，主要通过药物对穴位的刺激作用治疗疾病。穴位贴敷的药物剂型多为膏剂、糊剂、饼剂等，《五十二病方》中就有用芥子泥敷于百会穴治疗毒蛇咬伤的记载。穴位贴敷治疗近视，是通过药物对穴位的刺激，达到调节脏腑的作用，从而对近视产生治疗效果。

1. 药物选择

吴师机在《理瀹骈文》一书中说"凡汤之有效者，皆可熬膏"，因此，凡是临床上对于近视有效的方剂，都可以研磨和成药泥或熬膏用作穴位贴敷，如补中益气汤、养血补肾方等。除此之外，穴位贴敷药物的选取还具有以下特点：

（1）多用辛香走窜、开窍活络的药物：如麝香、冰片、薄荷、细辛、葱、蒜等。

（2）多用刺激性强、发疱类药物：如生姜、白芥子、蒜等。

2. 穴位贴敷药物组成

细辛10克，当归15克，生白芥子5克，山药15克，生地黄15克，白芍10克，赤芍10克，研末用姜汁调匀。

3. 穴位选择

因穴位贴敷药物具有一定的刺激性与发疱性，治疗后会留下印记、影响美观，因此穴位选择以后背、四肢为主，可配合眼周穴位的按摩。

肝肾亏虚选肝俞、肾俞，心脾两虚选心俞、脾俞，此外，还有治疗近视的经验穴位：养老、承光、光明等。

4. 贴敷操作

贴敷前选取合适的辅料将药物调匀，常用的辅料有水、蜂蜜、姜汁、酒、醋等。取大小合适的药剂放于纱布中，用胶带贴于穴位。贴敷时间根据患者体质而定，如贴敷部位出现发红、发热，有烧灼感时即可揭除。

七、药枕疗法

我国应用药枕治疗疾病的历史悠久，马王堆一号墓出土的药枕中填塞了中药佩兰，是迄今发现最早的药枕。中医理论认为，药枕通过芳香作用、穴位按摩作用，起到开窍醒神、清肝明目的治疗作用。现代研究认为，药枕通过局部皮肤的直接吸收作用，鼻腔的吸收作用等机体的泛控性发挥作用。中药药枕治疗近视，介绍如下：

1. 菊花枕

古人最常用的药枕莫过于"菊花枕"，菊花：味甘苦、性寒，归肝经。《本草纲目》中称其可以"作枕明目"，菊花以产于河南焦作温县的道地药材怀菊花为佳，怀菊花历经寒暑，得中原天地之精气，具有清肝明目、清热解毒的作用，能够清上焦邪热、疏风解毒。

怀菊花晒干之后制成药枕，气味芳香，有清肝明目之效。

2. 决明子枕

决明子，又称"草决明""还瞳子"，是豆科植物决明或小决明的干燥成熟种子。决明子味苦、咸，微寒，归肝、大肠经，具有清肝明目，润肠通便的功效。《本草纲目》中记载决明子："除肝胆风热，淫肤白膜，青盲。"决明子晒干后制成枕头，对项部的穴位风池、大椎、天柱等穴位有按摩作用，且决明子表面光滑、有凉感，舒适度高。

3. 绿豆枕

绿豆，作为人们经常食用的一种豆类，具有清热解暑、解毒的功效。李时珍《本草纲目》中记载："绿豆甘寒无毒，作枕明目，治头风头痛。"

4. 明目枕

"明目枕"由菊花、苦荞麦皮、黑豆皮、绿豆皮、决明子组成

八、足浴疗法

足浴，作为一种常用的保健方法，因其操作简便、舒适度高，在我国家庭保健中非常普遍。在中医经络学说中，足部是足三阳经和足三阴经六条经络交汇之处，此处阴阳交汇，气血充盈，且穴位众多，在足底进行养生保健和疾病治疗，有良好的效果。此外，足底涌泉穴，是足少阴肾经的井穴，有滋阴潜阳、补肾填精、引火归元的功效。在我国古代，就有通过"观趾"和足底按摩来诊察、治疗疾病的记录。在生物全息疗法中，足底各区域对应人体各个脏腑与部位，足浴疗法，通过对足部的温热刺激和按摩作用，能够起到调节脏腑、治疗疾病的作用。

操作方法：将熬煮后的药液倒入足浴桶中，添加适量清水至合适的水温，水位保持在脚踝以上，水温降低则不断添加热水，时间在 30 分钟左右。

注意事项：

（1）水位在踝上 6～8 厘米为宜。

（2）温度保持在 40℃～50℃之间，舒适为宜。

（3）足浴后要及时擦干双脚，可用双手擦对侧涌泉穴，以热为度（涌泉：在足底，蜷足时足前部凹陷处）。

中药药方：

（1）桂枝、当归、红花、党参、杜仲、益母草、熟附子、牡丹皮各 30 克。

（2）养血补肾方：枸杞子、覆盆子、车前子、五味子、菟丝子、熟地黄、当归、川芎、白芍、丹参、白术、黄芪。

第四节 民间偏方

一、内服类

（一）龙杞茶

【配方】龙眼肉及龙眼核（即带核的龙眼），枸杞。以上3味各适量。

【用法】加水煮成茶，龙眼核不必打碎。每日代茶饮，至少连喝2个月。

【注意事项】

（1）此方可治近视、远视、散光。

（2）一定要用龙眼核，只用龙眼肉，则效果折半。

（3）无效可放弃饮之，有效则继续。

（4）饭后喝为宜。

（二）陈白茶

【配方】陈皮150克，白莘茶100克，铁观音茶10克，桂皮20克，八角20克。

【用法】将上述材料打成粗末或捣碎，均匀掺合在一起，每次取用这种混合的配料4～5克放入杯中，加入开水浸泡或放入锅中加水煮沸，等待开水温凉时把水饮尽。每日两次，早晚各一次。

【注意事项】白莘茶可用龙井茶代替，一样有效。

二、外治类

（一）洗眼法

【操作方法】地骨皮、枣皮、甘草、杜仲、枣仁各 2 两，用白纱布包好，放入水中（约 2 斤）慢火煮 20 分钟。滤去药渣留汁备用。每天早上、睡前各倒出一匙溶于一盆清水中，目视盆底一分钟，用手撩水浇眼，眼中有热或清凉的感受属正常，大约一分钟后，用手按摩眼眶约 2 分钟完毕。

【注意事项】

（1）不能用药渣直接滴眼。

（2）每天坚持 2 次，一般 1 个月即可见效。

（3）治疗期间要戴度数低的眼镜，最好不戴，注意眼部卫生，经常做远眺按摩等。

（二）燃香法

【操作方法】每晚 9 时，于密不透光的小屋中燃檀香一柱，息气宁神，凝视香头，香灭则止。头 7 日，泪如泉涌，勿虑，排肝毒也，7 日后便止。坚持百日，有望摘掉眼镜。

【注意事项】

（1）适用于 500 度以下青少年近视。

（2）有过敏性呼吸系统疾患者禁用。

（三）大力鹰爪功

【操作方法】

1. 内练习气功：于夜半子时（晚 11 时—次日 1 时）盘坐于床上，百会穴（头顶）与会阴穴成一直线，腰背挺直，眼轻闭，舌尖轻抵上颚，双手成爪状，分别置于腰侧，五指向上，爪心向前，排除杂念，用鼻做长、匀、细的深呼吸。吸气时小腹自然鼓起（但不可有意识勉强鼓起），双手成爪状再吸的同时用劲拉回腰侧（手肌紧张，好似抓握千斤重物），呼气时，气从丹田上涌至中丹田（两乳中间部位），此时小腹陷下去，中丹田自然鼓起（自然状态，不可用意勉强），双手成爪，在呼气的同时，用劲于腰侧向前用力推去（手肌肉紧张，好似推动千斤重物，双爪不可推行太快，推行时保持腰平直）。意念：吸气双爪回拉的同时意想大自然之生气，从双爪劳宫穴（手心），百会穴下归至下丹田。呼气时，意想大地之气，从脚底涌泉穴涌上，向百会，劳宫穴冲去。以上意念似有似无。治疗近视应侧重此式，多做几次，本功每次不少于1小时。

2. 外功练法：用小口酒坛一个，一手拇、中、食三指扣住缸口，双脚分开成马步站好，另一手成爪状于腰侧，眼向前视，百会穴与会阴穴成一线，吸气时，气沉丹田，肛门收紧，三指扣住缸口向上提至与胸同高，呼气时，气上升于胸膛，将坛降下，数次后，再换另一手。这样双手交替练习，每天加沙五斤，直至缸口加满，外功乃成。

3. 手拉日月：此式分采日、月之光，于每晨太阳初升之际，张开双手向阳溪作推拉之状。意想阳光自手掌劳宫穴采入，此为日功；于每夜对月作推拉之势，意想月光自劳宫穴吸入，此为月功。此功练成之时，自觉有气从手中射出，能凭空伤人，亦可敛于掌以控有阴阳二气之物。练习本功一段时间后，视力自可提高，目光敏锐，如同利剑。

【注意事项】近视患者大都肝肾不足，而练习大力鹰爪功则可强化肝肾功能，可使人的眼睛像鹰一样敏锐，此功既可治近视，又练习了武功。

第五节 饮食疗法

一、食疗

食疗又称饮食养生，《黄帝内经》曰："五谷为养，五果为助，五畜为益，五菜为充。气味合而服之，以补精益气。"人体的营养物质都来源于饮食五味，而饮食不节又易损伤脏腑，食疗的目的便在于通过合理而适度地摄取饮食，以补充人体营养，补益精气，纠正脏腑阴阳的偏颇，以增强体质，促进健康。药食同源，食养为先，食疗的方法取材便易，且无药物不良反应，长期坚持不仅有利于近视患者的视力恢复，对非近视人员也可达到预防近视的目的。现介绍日常生活中有助于预防和治疗近视的饮食方案如下：

（一）西红柿炒猪肝片

【原料】西红柿150克，猪肝250克，生粉、料酒、食用油、食盐、姜片、葱花各适量。

【制法】西红柿洗净，用开水浸泡5分钟，剥皮切片；猪肝洗净，切薄片，加料酒、食盐后，拌上生粉渍10分钟；锅内倒入适量食用油，加热，放入生姜片爆香，将渍好的肝片滑入，翻炒至变色，加入西红柿片及食盐和少量水，炒至菜熟，撒上葱花即可。

【食法】每日1剂，佐餐食。

【功效】滋阴养血明目。适用于近视偏阴血亏虚者。

【注意事项】猪肝中胆固醇含量高，高血压、冠心病及高血脂患者不宜食用。

（二）猪肝葱白蛋花汤

【原料】猪肝200克，鸡蛋2只，葱白8段，食盐适量。

【制法】将猪肝洗净，切片，放入砂锅加适量水煮汤，待肝熟后，将鸡蛋打散倒入，搅匀，加葱白，再煮片刻，加食盐调味即成。

【食法】每日1剂，佐餐食。

【功效】补肝养血，升清明目。适用于近视偏肝血不足，阳气不升之患者。

【注意事项】猪肝中胆固醇含量高，高血压、冠心病及高血脂患者不宜食用。

（三）南瓜猪肝汤

【原料】南瓜200克，猪肝100克，食盐、芝麻油各适量。

【制法】南瓜洗净，切小块；猪肝洗净，切片；二味加适量水煮汤，瓜熟后加少量食盐调味，出锅淋芝麻油即成。

【食法】每日1剂，早晚分2次热服。

【功效】益气补血明目。适用于近视偏气血亏虚者。

【注意事项】

（1）过量食用，或连续食用南瓜，可引起糖尿病病人血糖增高；南瓜内所含的胡萝卜素若大量贮藏在人体内，可使皮肤发生黄染。

（2）猪肝中胆固醇含量高，高血压、冠心病及高血脂患者不宜食用。

（四）猪肉荠菜苦瓜汤

【原料】苦瓜250克，瘦猪肉125克，荠菜50克，料酒、食盐、味精各适量。

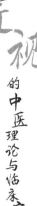

【制法】将苦瓜去瓤切成小丁块,瘦猪肉切薄片,荠菜洗净切碎。先将肉片用料酒、食盐调味,加水煮沸5分钟,加入苦瓜、荠菜煮汤,调入味精即成。

【食法】每日1剂,佐餐食。

【功效】滋阴养血,清肝明目。适用于近视偏肝血亏虚,肝火亢盛者。

【注意事项】苦瓜性味苦寒,脾胃虚寒者不宜大量食用。

(五) 虾皮豆腐汤

【原料】虾皮30克,嫩豆腐150克,姜丝、食盐、芝麻油各适量。

【制法】将虾皮浸泡、洗净,豆腐切成小方块;将豆腐放入锅内,加水300毫升,煮至呈蜂窝状时,放入虾皮及生姜丝、食盐,再煮10分钟,淋芝麻油即成。

【食法】每日1剂,佐餐食。

【功效】补中益气,滋肾明目。适用于近视偏脾肾两虚者。

【注意事项】肾功能不全、动脉粥样硬化、痛风患者不宜大量食用。

(六) 蘑菇蚝紫汤

【原料】鲜蘑菇200克,蚝豉(也称"蛎干")100克,紫菜30克,姜丝、芝麻油各适量。

【制法】蘑菇洗净切片,蚝豉用水浸泡30分钟,洗净切片;先将蘑菇、蚝豉同放于砂锅中,加水约400毫升,大火烧至欲沸,撇去浮沫,再放入紫菜及少量生姜丝,沸后改用小火煮至熟透,淋芝麻油即成。

【食法】每日1剂,佐餐食。

【功效】滋补肝肾,养阴明目。适用于近视偏肝肾阴虚者。

【注意事项】消化功能不全、急慢性皮肤病、菌类过敏患者不宜食用。

(七) 扁豆红枣汤

【原料】白扁豆50克,红枣10枚,白糖适量。

【制法】将白扁豆、红枣用温水浸泡2～3小时,洗净,放入锅内,加适量水,大火煮沸后,改用小火煮至豆熟,加入白糖即成。

【食法】每日1剂,佐餐食。

【功效】健脾养血明目。适用于近视偏脾失健运,血虚不足者。

【注意事项】多食反壅气伤脾,不宜长期大量食用。

(八) 胡萝卜豆奶

【原料】胡萝卜100克,黄豆粉30克,柠檬汁5毫升。

【制法】将胡萝卜洗净切碎,放入榨汁机中,加少量凉开水,榨取胡萝卜汁,放入大杯中备用;另将黄豆粉用适量水充分拌匀,使豆粉成混悬液,入锅中火煮沸3分钟,过滤,将取得的豆奶与胡萝卜汁充分拌匀,加入柠檬汁,混合均匀即成。

【食法】每日1剂,早、晚2次分服。

【功效】健脾益气,养阴明目。适用于近视偏脾失健运,气阴不足者。

【注意事项】大量食用胡萝卜,胡萝卜素会贮藏于体内而使皮肤发生黄染,停食1个月左右会自行消退。

(九) 羊肝二黑粥

【原料】羊肝50克,黑豆50克,黑米50克,生姜、食盐、芝麻油各适量。

【制法】羊肝洗净，切薄片；黑豆洗净，水浸泡1～2小时；将黑豆、黑米放入砂锅中，加适量水，大火烧沸后，改小火煮至粥将成时，放入羊肝及生姜丝适量，继续煮至肝熟粥成，放入食盐调味，淋芝麻油，调匀即成。

【食法】每日1剂，顿服或分两次空腹食用。

【功效】滋补肝肾，乌发明目。适用于近视偏肝肾阴虚者。

【注意事项】

（1）羊肝中胆固醇含量高，高血压、冠心病及高血脂患者不宜食用。

（2）腹胀、大便溏泄者不宜多食。

（十）红薯粥

【原料】新鲜红薯250克，粳米150克，白糖适量。

【制法】新鲜红薯洗净，连皮切成小块，将红薯和粳米一同放入锅中，加适量水，同煮成稀粥，待粥将成时，加入白糖，再煮3～5分钟即可。

【食法】每日1剂，顿服或分两次空腹食用。

【功效】益气生津，养阴明目。适用于近视偏气阴两虚者。

【注意事项】糖尿病患者不宜多食。

（十一）无花果粥

【原料】无花果干25克，大米50克。

【制法】二味同入锅内，加适量水，大火烧沸后，改小火煮成稀粥即成。

【食法】每日1剂，分早、晚两次佐餐食用。

【功效】健脾益气，养血明目。适用于近视偏脾失健运，气血亏虚者。

【注意事项】无花果干果含糖量高,糖尿病患者不宜食用,空腹食用过多易形成胃石症。

(十二) 葱子粥

【原料】葱子 10 克,大米 50 克。

【制法】将葱子捣成粗末,加适量水煎煮约 20 分钟,滤渣取汁,将葱子煎液和大米同入锅内,补加适量水,大火烧沸后,改用小火煮至米烂粥成。

【食法】每日 1 剂,分早、晚两次佐餐食用。

【功效】温肾益精明目。适用于近视偏肾阳不足者。

【注意事项】表虚多汗者慎食,伴身体组织急性炎症期不宜大量食用。

二、药膳

药膳是将某些具有药用价值的食物或中药材与普通食物一起烹调,制作而成的一类具有药用食用双重价值的食品。药膳寓医于食,营养价值与药用价值兼备,既将药物作为佳肴,又将食物赋以药用,从而在享用美味的同时又获得了医疗的效果,相比于服用单纯的药剂具有明显的优点,现将治疗近视常用药膳介绍如下:

(一) 枸杞猪肝汤

【原料】猪肝 10 克,枸杞子 50 克,黄酒、葱、姜、食盐、食用油、胡椒粉各适量。

【制法】猪肝洗净切片,炒锅加热,放入食用油,倒入猪肝片煸炒,加入黄酒、生姜、葱、食盐,继续煸炒,加入适量水,放入枸杞子共煮，煮至猪肝熟透，再加少量胡椒粉调味即成。

【食法】每日1剂，佐餐食。

【功效】滋补肝肾，养阴明目。适用于近视偏肝肾阴虚者。

【注意事项】猪肝中胆固醇含量高，高血压、冠心病及高血脂患者不宜食用。

（二）枸杞鲫鱼汤

【原料】鲫鱼1条，枸杞子10克，食用油、黄酒、葱、姜、食盐适量。

【制法】将鲫鱼宰杀，去鳞、鳃及内脏，洗净，纸巾吸干水分；用煎锅将鲫鱼的两面在加热的食用油中煎成金黄色，加入黄酒，烹出香气，加适量水，再放入枸杞子及生姜、葱，待大火煮沸后，改用小火，炖至鱼熟，加入食盐调味即成。

【食法】每日1剂，佐餐食。

【功效】健脾补肾，益精明目。适用于近视偏脾肾两虚者。

【注意事项】外感邪盛时不宜食用。

（三）归芪牛肉汤

【原料】牛肉1000克，当归30克，黄芪100克，黄酒、生姜、食盐各适量。

【制法】牛肉洗净切块，当归、黄芪二味同用纱布包，扎口，将牛肉及当归、黄芪药包同放入锅中，加适量水，大火烧至欲沸时，撇去浮沫，加入黄酒、生姜，改小火，炖至牛肉熟烂，取出药包，加食盐，再烧片刻即成。

【食法】每日2次，1剂可服2天；每次饮汤1小碗，牛肉另蘸调料，佐餐食用。

【功效】健脾益气，养血明目。适用于近视偏脾失健运，气血亏虚者。

【注意事项】

（1）黄牛肉性温，火热证不宜多食。

（2）外感未净者不宜食用。

（四）参归老鸭汤

【原料】光老鸭（重1500克以上）1只，党参30克，扁豆30克，当归30克，葱、姜、黄酒、食盐各适量。

【制法】将党参、当归用纱布包，扎口，和扁豆一同纳入鸭腹内，置砂锅中，放入葱、生姜、黄酒等调料，加适量水，大火烧至欲沸，撇去浮沫，烧沸，改用小火煨至鸭肉熟烂，取出药包，放入食盐调味，再煨数分钟即成。

【食法】每日1剂，佐餐食。

【功效】益气滋阴，养血明目。适用于近视偏气阴亏虚，血虚不足者。

【注意事项】

（1）大便溏泄者不宜食用。

（2）外感未净者不宜食用。

（五）当归红枣赤豆汤

【原料】红枣10枚，当归30克，赤小豆100克。

【制法】将当归用纱布包好，扎口；赤小豆用清水浸泡1～2小时；三味一同加适量水煮汤，待豆烂，取出当归药包即成。

【食法】每日1剂，可作早点食用。

【功效】补气养血明目。适用于近视偏气血两虚者。

【注意事项】赤小豆有利尿作用，阴虚津伤者不宜多食。

（六）银耳明目汤

【原料】银耳15克，枸杞15克，鸡肝100克，茉莉花24朵，水豆粉、料酒、姜汁、食盐各适量。

【制法】将鸡肝洗净，切成薄片，放入碗内，加水豆粉、料酒、姜汁、食盐拌匀待用；银耳洗净，撕成小片，用清水浸泡待用；茉莉花择去花蒂，洗净，放入盘中，洗净待用。将锅置火上，放入清水，加入料酒、姜汁、食盐和味精，随即下入银耳、鸡肝、枸杞烧沸，撇去浮沫，待鸡肝刚熟，装入碗内，将茉莉花撒入碗内即成。

【食法】每日1剂，佐餐食。

【功效】滋补肝肾，养阴明目。适用于近视偏肝肾阴虚者。

【注意事项】

（1）银耳汤隔夜忌饮。

（2）鸡肝中胆固醇含量高，高血压、冠心病及高血脂患者不宜食用。

（七）鸡肝草决明蛋汤

【原料】鸡肝50克，决明子10克，鸡蛋1个，味精、精盐各适量。

【制法】鸡肝洗干净，切成片；决明子入砂锅，加水适量，煎取药汁；以药汁为汤烧开后，下入鸡肝片，打入鸡蛋，加入味精、精盐调味即成。

【食法】每日1剂，佐餐食。

【功效】滋阴润燥，清肝明目。适用于近视偏肝肾阴虚，肝火上炎者。

【注意事项】鸡肝中胆固醇含量高，高血压、冠心病及高血脂患者不宜食用。

（八）苍术牛肝汤

【原料】牛肝150克，苍术15克。

【制法】牛肝洗净切片，二味共放入锅内，加适量水煎煮至肝熟，或先煎苍术，滤汁去渣，再将牛肝放入药汁中煮熟。

【食法】每日1剂，早晚分两次食肝饮汤。

【功效】补肝健脾明目。适用于近视偏肝肾阴虚，脾失健运者，尤宜近视伴夜盲患者。

【注意事项】牛肝中胆固醇含量高，高血压、冠心病及高血脂患者不宜食用。

（九）女贞子炖肉

【原料】猪肉500克，女贞子100克，黄酒、食盐适量。

【制法】将猪肉切成小块，女贞子用纱布包好，扎口；二者一同放砂锅内，加适量水及黄酒，大火煮至欲沸，撇去浮沫，改小火，炖至肉熟烂，取出女贞子，加入食盐调味即成。

【食法】每日1剂，佐餐食。

【功效】滋补肝肾，养阴明目。适用于近视偏肝肾阴虚者。

【注意事项】湿热、痰滞内蕴者不宜多食。

（十）山药萸肉粥

【原料】怀山药50克，山茱萸20克，粳米100克。

【制法】先将山药、山茱萸加水同煎，去渣取汁，再将药汁与粳米同入锅内，补加适量水，大火煮沸后，改小火慢熬成稀粥。

【食法】每日1剂，早晚分2次空腹食用。

【功效】滋补肝肾，养阴明目。适用于近视偏肝肾阴虚者。

【注意事项】湿盛中满或有实邪、积滞及便秘者不宜多食。

（十一）栗子枸杞羹

【原料】栗子肉 100 克，枸杞子 50 克，白糖适量。

【制法】栗子肉洗净，切成小粒，将栗子肉、枸杞子加适量水，大火煮沸后，改用小火慢熬成羹，加入白糖，调匀。

【食法】每日 1 剂，顿服或分两次空腹食用。

【功效】健脾益肾，滋阴明目。适用于近视偏脾肾两虚者。

【注意事项】消化不良，脘腹胀满者不宜多食。

参考文献

[1] 廖品正,陆绵绵,祁宝玉,等.中医眼科学[M].上海:上海科学技术出版社,1986.

[2] 彭清华,谢学军,肖家翔,等.中医眼科学[M].北京:中国中医药出版社,2016.

[3] 陈达夫,罗国芬.陈达夫中医眼科临床经验[M].北京:中国中医药出版社,2016:188-190.

[4] 庄曾渊,张红.庄曾渊实用中医眼科学[M].北京:中国中医药出版社,2016.

[5] 张明亮,张健,张湘晖,等.张怀安眼科临床经验集[M].北京:人民卫生出版社,2012:75-190.

[6] 马德祥,张国良,陈旺根.陈溪南眼科经验[M].福州:福建科学技术出版社,1980:83-86.

[7] 张望之,吕海江,黎子正.眼科探骊 第2版[M].郑州:河南科学技术出版社,2019.

[8] 李翔,廖品正.廖品正眼科经验集[M].北京:中国中医药出版社,2013.

[9] 刘怀栋,张彬,魏素英,等.庞赞襄中医眼科经验[M].石家庄:河北科学技术出版社,1994.

[10] 汪涤清.汪氏中医眼科临床经验[M].武汉:湖北科学技术出版社,2005.

[11] 郑燕林.王明芳眼科诊疗经验集[M].成都:四川科学技术出版社,2017:148-154.

[12] 萧国士.萧国士眼科学术经验集[M].北京:人民卫生出版社,2012:141-142.

[13] 彭清华.全国中医眼科名家学术经验集[M].北京:中国中医药出版社,2014.

[14] 彭清华,彭俊.中医眼科名家临床诊疗经验[M].北京:化学工业出版社,2018:348-350.

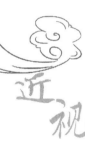

[15] 张健. 中医眼科临证经验集 [M]. 北京：人民卫生出版社，2020：153-154.

[16] 鲍道平. 中医眼科百案 [M]. 北京：中国中医药出版社，2020.

[17] 庞赞襄. 中医眼科临床实践 [M]. 石家庄：河北科学技术出版社，2014.

[18] 姚和清，姚芳蔚. 眼科证治经验 [M]. 上海：上海科学技术出版社，1979.

[19] 钟兴武，张仁俊，毕宏生. 实用近视眼学 [M]. 北京：人民卫生出版社，2017.

[20] 梁峻. 改善视力的57种方法 最新实用版 [M]. 北京：中医古籍出版社，2008.

[21] 聂天祥. 护眼本草 食疗应用版 [M]. 北京：中国中医药出版社，2017.

[22] 赵映前，胡爱萍，胡献国. 中医脏器食疗学 [M]. 武汉：湖北科学技术出版社，1995.

[23] 陈志，Penny Chao，马轶. 青少年近视防控 [M]. 北京：人民卫生出版社，2018.

[24] 相世和，王微. 独特疗法调治近视花眼 [M]. 长春：吉林科学技术出版社，2010.

[25] 本部千博. 给全家人更好的视力 改善视力的神奇按摩法 [M]. 北京：化学工业出版社，2017.

[26] 张必萌，汤晓龙. 常见眼病针灸治疗实用手册 [M]. 上海：上海科学技术出版社，2021.

[27] 威廉·贝茨. 惊人的视力自然恢复保健书 [M] 尹来莹译. 北京：中国水利水电出版社，2016.

[28] 丁建江，赵家胜，吴绪平. 五官科疾病外治法 [M]. 北京：中国医药科技出版社，2001.

[29] 王富春. 灸法医鉴 [M]. 北京：科学技术文献出版社，2009.

[30] 王宏斌. 常见病针灸与推拿治疗 [M]. 长春：吉林科学技术出版社，2017.

[31] 张琳.图解常见病中药外治疗法[M].北京:化学工业出版社,2017.

[32] 张燕平.李声岳治疗单纯性近视的经验[J].广西中医药.2006,(29)02,40.

[33] 周维梧.张子述老中医应用四物汤治疗眼病的经验[J].陕西中医.1984,14(1):8-9.

[34] 吴宁玲,高君,庄曾渊等.养血补肾方对高度近视血流动力学的影响[J].中国中医眼科杂志,2018,(28)04,236-239.

[35] 李昊洋.益气增视丸治疗青少年脾胃亏虚型近视临床疗效观察[J].河南:河南中医学院,2015.

[36] 罗茵.李宗智教授关于小儿弱视近视防治及学术思想的研究[D].贵州省中医药管理局资助课题(编号QZYY2010-30).

[37] 陈燕.中医治疗近视眼研究概况[J].新中医,1990(22)1:47-49.

[38] 喻平瀛,梁雪云.中医药治疗近视眼32例[J].陕西中医,1984,5(31):21-22.

[39] 喻干龙,彭抿.近视复明丸治疗青少年近视临床观察[C].第三次全国中医、中西医结合眼科学术交流会,2003,湖南长沙.

[40] 世淼,戎曙欣.针刺联合石斛明目爽颗粒治疗青少年近视的疗效观察[J].河北中医,2009,11(31):1693-1694.

[41] 蔡航波.中药明目增视Ⅰ号等治疗青少年近视疗效观察[J].中西医结合眼科杂志,1993(1):33-34.

[42] 刘玉芬.益明亮视方案治疗近视眼肝热证267例临床研究[J].山东中医药大学学报,2005,3(29):194-196.

[43] 王科蕾,万咪咪,王继红.中药日钟阴阳方控制低度青少年近视的效果分析[J].医学食疗与健康,2022,2(20):36-39.

[44] 苏娜娜.视疲宁片治疗青少年单纯性近视临床观察[D].山东:山东中医药大学,2004.

[45] 黄妍.益视明目饮治疗青少年近视的临床观察[D].湖南:湖南中医药大学,2010.

[46] 詹前贤,彭耀崧等.中药增视冲剂治疗青少年近视疗效初探[J].广州中医学院学报,1988,(5)2:85-86.

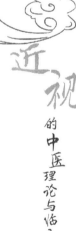

[47] 杨建芳, 林燕子, 黄绪清, 宋良智, 蒋正国, 秦庆. 中药离子导入治疗青少年近视、弱视及视疲劳的临床疗效观察[J]. 中国医药指南, 2013, 11(20): 677-678.DOI: 10.15912/j.cnki.gocm.2013.20.078.

[48] 章秀明. 药枕治疗机理浅谈[J]. 中医药临床杂志, 2005, (03): 303-304.

[49] 吴尚先. 理瀹骈文.[M]. 北京: 中国中医药出版社, 1995.

[50] 王焘. 外台秘要方.[M]. 北京: 人民卫生出版社, 1958: 303.

[51] 朱庆文. 中医外治发展的几个关键问题探讨[J]. 中医外治杂志, 2010, 19(01): 3-5.

[52] 李谊, 黄玉婷, 张玉峰, 李上. 中药热疗眼罩治疗近视的临床研究[J]. 中国医药指南, 2011, 9(01): 125-126.

[53] 李瑞雪, 冯雪兰, 郑泉源, 李芮芮, 龙明豪, 夏景富. 中医药及民族医药治疗近视的研究进展[J]. 中国民族医药杂志, 2021, 27(01): 36-38.

[54] 吴丹巍, 郑军, 竺月妹, 邹黎敏. 中药熏蒸联合穴位按摩治疗青少年近视的临床观察[J]. 上海中医药杂志, 2006, (07): 58-59.

[55] 邢桂霞. 中药离子导入法治疗青少年近视的临床观察[J]. 天津中医学院学报, 2001, (01): 15-16.

[56] 何碧华, 谢祥勇, 韦丽娇. 综合疗法治疗青少年中低度近视疗效观察[J]. 广西中医药, 2013, 36(01): 18-19.

[57] 胡诞宁. 近视药物治疗研究进展[J]. 眼视光学杂志, 2004, (02): 71-74.

[58] 蔡晓静, 朱煌, 冯彦青. 葛根素滴眼液对青少年近视眼的作用[J]. 中国中医眼科杂志, 2013, 23(05): 340-343.DOI: 10.13444/j.cnki.zgzyykzz.003198.

[59] 滕月, 张丽霞, 宿蕾艳, 张莎莎, 边忠华, 倘孟莹. 中医综合疗法干预青少年单纯性近视患者分层随机对照研究[J]. 中医杂志, 2020, 61（14）: 1253-1258.DOI: 10.13288/j.11-2166/r.2020.14.014.

[60] 郑云子, 李振辉, 席虎, 周传云. 足全息疗法治疗腰痛理论探析[J]. 科技风, 2020, (16): 269+275.

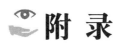 附 录

第一节　关于近视的现代医学认识

在如今电子时代，近视眼作为一个关键词愈发受到大众的关注，高发群体一般为儿童及青少年，根据国内外近视人数 mate 分析[①]，发现中国儿童及青少年发病率更高，并且根据张湘雯[②]等研究发现，近视发病主要影响因素有父母亲近视、看书时间延长、家庭作业繁重、学习灯光不规范，以及户外活动时间和学习时间不均衡等。本文将从以下几个方面阐述现代医学对近视的认识，包括分类、病因、发病机制以及治疗四个方面，以期对近视有更全面的了解，科学防范近视发病，减少近视的患病人数。

一、分类

从现代医学角度看，近视主要分为假性近视和真性近视，假性近视又称调节性近视，主要是因为青少年长期近距离用眼造成副交感神经处于持续兴奋状态，使睫状肌张力增加，从而导致睫状肌痉挛，短期可恢复，而持续的假性近视会变成真性近视，造成眼球结构发生改变，如眼轴变长，角膜曲率变大和

---

① 徐喜卿，李顺平，徐艳娇，韦杰.中国大陆地区小学生近视患病率 Meta 分析（英文）[J].国际眼科杂志，2016，16（07）：1221-1227.
② 张湘雯，屈艳梅，张兰英.北京市海淀地区小学生近视现况调查与影响因素分析[J].国际眼科杂志，2018，8（08）：1477-1479.

前房深度增加等不可逆损伤。

二、病因

（一）遗传因素

20 世纪研究发现[1]高度近视与常染色体隐性遗传方式关系最大，基因定位有三个位点[2]：MYP1（Xq28,性连锁隐性遗传）、MYP2(18p11.31,常染色体显性遗传）和 MYP3（12q21-q23,常染色体显性遗传），在 21 世纪再次证实近视遗传体系符合常染色体影响遗传的规律但亦不排除显性遗传，并且发现两个新基因位点[3]:7q36 与 17q21-q23,均为常染色体显性遗传。在调查北京市近视学生家族遗传中[4]发现，近视是多基因遗传病，近视学生的遗传度明显高于正视学生的遗传度，还发现高度近视学生的遗传度高于单纯性近视学生的遗传度。李华[5]认为遗传因素在近视的病因中属于生物前提，而其他的因素，比如环境和行为因素则是近视发生的先决条件，眼睛可因周围环境的改变而发生变异，比如如今电子屏幕的普及，在不断变换手机程序时所产生的屏幕闪烁，会对眼球产生不同程度的刺激，导致眼内压升高，眼内肌和眼外肌受到不同程度牵

---

[1] Hu DN. Prevalence and mode of inheritance of major genetic eye diseases in China [J]. J Med Genet, 1987, 24: 584-588.

[2] McKusick-Nathans Institute for Genetic Medicine, Johns Hopkins University (Baltimore, MD) and National Center for Biotechnology Information, National Library of Medicine (Bethesda, MD). Online Mendelian Inheritance in Man [R]. 2000. 10.

[3] Naiglin L, Gazagne C, Dallongeville F, et al. A genome wide scan for familial high myopia suggests a novel locus on chromosome 7q36 [J]. J Med Genet, 2002, 39: 118-124.

[4] 桑丽丽, 郭秀花, 徐亮, 刘丽娟, 段佳丽, 罗艳侠, 王鬼.北京市中小学生近视家系遗传度分析 [J].中国公共卫生, 2008（09）: 1062-1063.

[5] 李华.学生近视眼的发生与中西药的综合治疗 [J].现代中西医结合杂志, 2008（18）: 165.

拉，从而造成睫状肌损伤，导致视力的下降。

（二）环境因素

1. 户外活动时间占比较小

通过对 50 位儿童平均用在读写或使用电子产品和户外运动的时间[1]的调查研究，发现读写时间越长，每年近视的屈光度也进展得越快。张洪波等[2]对天津市 6～18 岁青少年进行视力以及屈光度等指标的检测，发现近视组户外活动时间明显少于非近视组青少年。霍尔顿·瓦莱里（Holton Valerie）等人[3]使用台湾近视儿童数据进行研究，也证明了增加户外活动或减少近距离作业可减缓近视发展进程。辛格·NK（Singh NK）等[4]调查研究印度北部学童关于近视的危险因素表示，近视的发生与每日长时间过度用眼，比如看书时间超过 4 小时或使用先进电子仪器超过 2 小时等，统计上呈正相关（OR = 14.40,95% CI：7.88～26.41）。何明光（Mingguang He）学者[5]根据广州儿童近视数据对数据库

---

[1] ÖNER V, BULUT A, ORUÇ Y, et al. Influence of indoor and outdoor activities on progression of myopia during puberty[J]. International Ophthalmology, 2016, 36 (1): 121-125.

[2] 张洪波, 孟庆军, 鲁向阳, 张惟虓, 王碧莹. 天津市 6～18 岁青少年近视患病率调查及其影响因素 Logistic 回归分析 [J]. 现代生物医学展, 2020, 20(20): 3861-3864.

[3] Holton Valerie, Hinterlong James E, Tsai Ching-Yao, Tsai Jen-Chen, Wu Jia Shan, Liou Yiing Mei. A Study of Myopia in Taiwanese School Children: Family, Activity, and School-Related Factors. [J]. The Journal of school nursing: the official publication of the National Association of School Nurses, 2019.

[4] SINGH NK, JAMES RM, YADAV A, et al. Prevalence of myopia and associated risk factors in schoolchildren in North India[J]. Optometry and Vision Science, 2019, 96 (3): 200-205.

[5] HE M, XIANG F, ZENG Y, et al. Effect of time spent outdoors at school on the development of myopia among children in China: A randomized clinical trial[J]. JAMA, 2015, 314 (11): 1142–1148.

中所有学生的等效球镜度数和眼轴长度的变化进行分析,发现每天增加40分钟的户外时间,可有效降低未来3年近视发生率。由此说明,适当的户外活动可以有效延缓近视的发生发展。

2. 光照因素

有研究表明[①],高强度的日光照射,会对眼睛近视产生一定的预防作用,将近视儿童与正视儿童进行比较后,发现近视儿童日常光暴露量明显低于正常视力的儿童。有学者通过将雏鸡在低光照度环境下饲养发现其会有近视倾向,从而验证在高强度的光照下(类似于在室外阴凉处)更可能保护视力,刺激瞳孔缩小,增强眼成像的清晰度,能有效延缓眼轴增长从而减缓近视发展和降低实验诱导性近视的发生率。潘臣炜 Pan Chen-Wei 等学者[②] 猜测户外光线对视力起作用可能是通过维生素 D,维生素 D 的合成因光照增强而增多,而维生素 D 可对抗巩膜的生长重塑,加快新陈代谢的过程。多巴胺(DA)作为视网膜上一种重要的神经递质,可抑制眼球生长[③],其合成和分泌受光刺激调控,在延长光照时间或是增强光照强度时,可激发与多巴胺能神经元突触相连接的视网膜光敏感性神经节细胞,可检测到视网膜 DA 分泌并显著升高。若在室内,长期不接受足够光照的儿童,可能会使视网膜 DA 下降到一定程度,逐渐有拉长眼轴,增加眼球屈光度的风险,此处亦强调光照对近视起向愈作用。

---

① Read Scott A, Collins Michael J, Vincent Stephen J. Light exposure and physical activity in myopic and emmetropic children. [J]. Optometry and vision science: official publication of the American Academy of Optometry, 2014, 91 (3).

② Pan Chen-Wei, Qian Deng-Juan, Saw Seang-Mei. Time outdoors, blood vitamin D status and myopia: a review. [J]. Photochemical & photobiological sciences: Official journal of the European Photochemistry Association and the European Society for Photobiology, 2017, 16 (3).

③ Marita Feldkaemper, Frank Schaeffel. An updated view on the role of dopamine in myopia[J]. Experimental Eye Research, 2013, 114.

其次，室内光照环境也对近视儿童有一定的影响，潘臣炜等[1]关于白炽灯或LED灯或荧光灯与儿童近视患病率关联的研究，发现儿童在做家庭作业时使用白炽灯具有更大的危害，过强的白光直接刺激眼球，使眼轴拉长导致近视，原因是白炽灯可能包含更多的低频可见闪烁以及高频隐形闪烁。钱金维[2]研究发现，日常使用的电脑屏幕或是智能手机的屏幕在夜晚散发出的富蓝化光照环境会刺激眼球并拉长眼轴。他发现，在445nm～475nm波段以及445nm以上波段的蓝光会对人眼造成伤害，同时在夜晚影响人体内多巴胺分泌，导致夜间精神亢奋并可逐步促进近视的发生。Li B等多位学者[3]研究了持续闪烁的光线会对豚鼠的视力起怎样的作用，结果发现豚鼠的5-羟色胺和5-HT2A受体均增加，二者受体结合推进豚鼠近视的发展。黛博拉·L.尼可拉（Debora L. Nickla）[4]教授认为儿童睡觉开灯可能会造成近视的不良后果，她用两组雏鸡进行对照试验，对其中一组进行连续两周夜间2小时的光照暴露，结果发现与不进行光照的对照组比较，实验组雏鸡发生了"急性"的眼周增长和屈光度数增大，从而证明关灯睡觉对于儿童可起预防近视的作用。

---

[1] Pan Chen-Wei, Wu Rong-Kun, Liu Hu, Li Jun, Zhong Hua. Types of Lamp for Homework and Myopia among Chinese School-Aged Children. [J]. Ophthalmic epidemiology, 2018, 25 (3).

[2] 钱金维.夜晚富蓝化的光照引起环境变化对近视产生的影响[J].中国眼镜科技杂志, 2020（04）: 70-75.

[3] Li Bing, Luo Xiumei, Li Tao, Zheng Changyue, Ji Shunmei, Ma Yuanyuan, Zhang Shuangshuang, Zhou Xiaodong. Effects of Constant Flickering Light on Refractive Status, 5-HT and 5-HT2A Receptor in Guinea Pigs[J]. PloS one, 2016, 11(12).

[4] Debora L. Nickla, Kristen Totonelly. Brief light exposure at night disrupts the circadian rhythms in eye growth and choroidal thickness in chicks[J]. Experimental Eye Research, 2016, 146.

（三）其他因素

张娟娟[①]等人对徐州市1052名中学生进行调查，发现在20.2%患有睡眠障碍的中学生中近视人群高于对照组，在睡眠过程中，眼球的组织结构会影响动眼神经核对睡眠的调节，睡眠障碍程度与近视度数成正比，说明好的睡眠质量对于视力的保护是有很大作用的。王悦等人[②]运用匹兹堡睡眠质量指数对近视青少年进行信度和效度的分析，也证明睡眠与近视之前存在的关联度是正相关的。谢新明等人[③]测定200例近视青少年体内血清中微量元素的变化，其中包括锌离子（Zn^{2+}）、铁离子（Fe^{2+}）、铜离子（Cu^{2+}）、钙离子（Ca^{2+}）四种微量元素的变化，结果表明增加这四种微量元素可有效缓解青少年近视的状况。毛宏辉等学者[④]通过对251例病例的分析研究青少年膳食结构对近视的影响，发现少吃或不吃新鲜蔬菜、动物肝脏和粗粮制品的青少年更易患近视，合理的膳食结构可以预防近视眼屈光度数的加重。孙军等人[⑤]认为小学生不正确的读写姿势也会造成近视的发生，侧着看书或者躺着看书会使两只眼睛的水平线不在一条直线上，长此以往使得眼轴发生不正常的变化。

---

① 张娟娟，陆召军，桂迩，严文君，高修银.中学生近视患病率调查及其与睡眠障碍的关系研究[J].中国全科医学，2013，16(07)：665-667.
② 王悦，余程东，杨兴堂，李强强，何鲜桂，郑康杰，易敏.匹兹堡睡眠质量指数在患近视青少年中的信效度评价[J].现代预防医学，2019，46（06）：1062-1065+1069.
③ 何浩明，王杰毅，张自平.青少年近视患者血清微量元素测定的临床意义[J].淮海医药，2003（04）：279-280.
④ 毛宏辉，武韬，刘思彤.青少年膳食及生活方式与近视的危险因素分析（附251例报告）[J].北京医学，2012，34（10）：893-896.
⑤ 孙军，孙燕.小学生近视的成因及预防策略[J].牡丹江教育学院学报，2012（06）：101-102.

三、发病机制

关于近视的发病机制的研究，现代医学主要采用动物模型研究法，一种是采用形觉剥夺性近视，主要方法是采用缝合动物眼睑或给动物带上面罩使其看不清来剥离动物的形体觉，并引发近视。另一种采用离焦性近视，即强迫动物视近或戴负球镜片使得动物看物体时视线聚焦于视网膜后，被动引发眼轴增长，获得眼球屈光度增大而引发近视[1][2]。现代医学大量研究证实了眼睛中存在的许多内部生长调控物质[3]，比如多巴胺、乙酰胆碱、胰高血糖素、血管活性肠肽等神经递质和生物活性物质常参与眼球生长运动的过程。在局部视网膜的调控下，其下级组织可以收到视网膜发出的生长信号，拉长眼轴发生近视。许银娥[4]等人观察到近视发展过程中眼底的改变，视网膜神经纤维层以及RPE层变薄，神经纤维指数和视网膜色素上皮细胞的表面积增加，其中，局部视网膜所产生的生化物质经过逐层传递作用于眼球巩膜使其生长的同时拉长了眼轴。在多巴胺作用时，3，4-二羟基苯乙酸是其释放的重要标志物，斯通（Stone）[5]等人发现在近视动物血清中多巴胺含量明显偏低，奥恩格马赫（Ohngemach）

---

[1] Wildsoet C, Wallman J.Choroidal and scleral mechanisms of compen-sation for spectacle lenses in chicks[J].Vision Res, 1995, 35: 1175-1194.

[2] Schaeffel F, Bartmann M, Hagel G, et al.Studies of the retinal dopamine melatonin system in experimental refractive errors in chick-ens[J]. Vision Res, 1995, 35: 1247-1264.

[3] 赵武校，杜之渝.近视眼局部生长调控研究进展[J].眼科新进展，2007（05）：383-385.

[4] 许银娥，吴小影，刘双珍，夏晓波，王育科.近视眼视网膜神经纤维层厚度分析[J].国际眼科杂志，2006（01）：116-118.

[5] Stone R A, Lin T, Laties A M, Iuvone P M. Retinal dopamine and form-deprivation myopia[J]. Proceedings of the National Academy of Sciences of the United States of America, 1989, 86(2).

等[①]剥离其他影响近视因素，单纯研究出多巴胺具有操控视力变化的作用，多巴胺的释放量随着视网膜图像对比度改变而变化，图像对比度降低，多巴胺含量会随之减少。除此之外，研究表明胆碱受体激动剂卡巴胆碱可通过毒蕈碱受体介导刺激多巴胺合成环AMP[②]。李巧莲[③]将30只小鼠根据屈光度不同进行分组，利用带状光检影法对所有小鼠行屈光度检查，结果发现VIPR2（血管活性肠肽受体2）与透镜诱导性近视的发生发展相关。李超等人[④]使用绿色闪烁光诱导豚鼠近视，绿光闪烁照射后散瞳测量眼屈光度，发现豚鼠近视可能与眼组织结构中乙酰胆碱M1受体mRNA的表达量减少有关。

四、现代医学治疗

目前青少年近视防控主要通过配凸透镜或凸透三棱镜等近用镜、双焦镜或多焦镜，配戴角膜塑型镜，药物治疗，激光手术治疗等手段。

（一）低度凸透镜

早在1983年，钟润先教授就在《中华医学杂志》（英文版）上发表了凸透镜可有效防治近视的论文，而在如今，低度

---

① Ohngemach S, Hagel G, Schaeffel F. Concentrations of biogenic amines in fundal layers in chickens with normal visual experience, deprivation, and after reserpine application[J]. Vis Neurosci, 1997, 14 (3): 493-505.

② Brown JH, Rietow M . M uscarinic-dopaminergic synergism on retinal cyclic AM P formation[J]. Brain Res, 1981, 215 (1-2): 388-392.

③ 李巧莲. 不同透镜诱导后小鼠屈光发展及视网膜VIPR_2表达的观察[D]. 长沙：中南大学，2013.

④ 黄超，孙丽媛，庄康，杨三会，陶远，李慧，庞栋，王红. 绿色闪烁光对豚鼠眼屈光发育及乙酰胆碱M1受体表达的影响[J]. 环境与健康杂志，2018，35(01)：47-50.

凸透镜不仅使用起来快捷方便，而且对于需每日近距离用眼的青少年，可根据近视屈光度调节凸透镜的度数，配戴凸透镜，使焦点落在视网膜上，可放松原来拉长的眼轴以达到预防或延缓近视的进度[①]。叶采华等人[②]将1600名小学分为两组，实验组配戴+1.00D光学凸透镜，分别在实验的第一年、第二年、第三年进行眼球屈光度监测，结果发现配戴凸透镜组的近视率远小于不配戴组，说明配戴低度凸透镜对于近视预防和控制发展具有一定作用。郑荣领等学者[③]建议青少年应配戴低凸透镜，最好是在近视发生之前。胥芹等人[④]设立干预对照实验，研究小学生配戴低度凸透镜在阅读时所起的作用，结果发现在小学生阅读或写作业时配戴低度凸透镜对于防治近视产生了积极的效果。

（二）药物治疗

在近视的药物治疗方面，国内常采用阿托品这类M受体拮抗剂[⑤]（又称睫状肌麻痹剂）滴眼，可用于短期治疗假性近视或延缓真性近视的发生发展，但长期使用可能产生不良反应，其原理主要是通过麻痹睫状肌从而松弛睫状肌，有延长眼轴的效果，可改善眼疲劳。李元元等[⑥]观察近视患者使用阿托

---

① 徐广弟.低度凸透镜预防近视探讨[J].中国实用眼科杂志，1999，17（15）：263-264.
② 叶采华，王钢，陶明春.低度凸透镜预防近视效果观察[J].杭州医学高等专科学校学报，2002（3）：76-77
③ 郑荣领，瞿黎东，徐广第，等.学生近视应及早综合干预[J].中国校医，2005，10（5）：442－443
④ 胥芹，姜舒莹，王超，段佳丽，宋玉珍，赵宏，吴立娟，郭秀花.阅读时戴低度凸透镜对小学生近视干预效果评价[J].眼科，2016，25（5）：294-298.
⑤ 瞿佳.坚持防治近视研究的正确方向[J].中华眼科杂志，2003，39（6）：321-322.
⑥ 李元元，杨灵萍，卢奕峰.阿托品滴眼液干预青少年初发近视的5年纵向分析[J].中国斜视与小儿眼科杂志，2007（3）：97-100+123.

品滴眼液干预的 5 年纵向分析，发现与不使用阿托品的对照组相比，使用阿托品滴眼液在一定程度上减轻了眼球屈光度的加深，确实起到了防止近视再发展的作用。刘姗教授[1]建议使用低浓度的阿托品滴眼液，通过对病例分析发现低浓度阿托品的使用具有临床用药安全性。

（三）激光手术治疗

近年来，近视的激光手术根据角膜切削的位置分为表层切削术和板层切削术。其中，准分子激光原位角膜磨镶术是如今较为常见的治疗近视的激光手术[2]，具有并发症少和回弹少的优势，手术保留了上层角膜的完整性，通过改变角膜曲率达到矫正近视的效果[3]。另一个较为先进的是全程飞秒激光屈光手术，手术方式主要有两种[4]，分别为需要制作角膜瓣的飞秒激光角膜基质内微透镜摘除术（FLEx）和无须制作角膜瓣的小切口角膜基质内微透镜摘出术（SMILE），其中 SMILE 实现了真正意义上的微创，无须制作角膜瓣，利用小切口保护患者的角膜结构，术后恢复也很快。

---

[1] 刘姗，王海伟，田沐，刘璐，陈小丽，岳岩坤.低浓度阿托品不同给药方式治疗青少年近视有效性及安全性的临床研究 [J].中国斜视与小儿眼科杂志，2022，30(01)：15-18.

[2] 刘畅，李颖，代丽丽，邵正波，韩城城.近视的药物治疗及手术治疗研究进展 [J].现代生物医学进展，2015，15(19)：3779-3783.

[3] Maeda N. New diagnostic methods for imaging the anterior segment of the eye to enable treatment modalities selection[J]. Nihon Ganka Gakkai Zasshi,2011,115(3)：297-322.

[4] 王树林，王新.全程飞秒激光屈光手术的研究进展 [J].国际眼科纵览，2010，34(5)：309-312.

第二节 历代医家对近视的论述

一、病因病机和治则治法

1.《诸病源候论》（610年）

卷之二十八＞目病诸候（凡三十八论）＞十五、目茫茫候

夫目是五脏六腑之精华，宗脉之所聚，肝之外候也。腑脏虚损，为风邪痰热所乘，气传于肝，上冲于目，故令视瞻不分明，谓之茫茫也。凡目病，若肝气不足，兼胸膈风痰劳热，则目不能远视，视物则茫茫漠漠也。若心气虚，亦令目茫茫，或恶见火光，视见蜚蝇黄黑也。诊其左手尺中脉，沉为阴，阴实者目视茫茫。其脉浮大而缓者，此为逆，必死。其汤熨针石，别有正方，补养宣导，今附于后。

卷之二十八＞目病诸候（凡三十八论）＞十九、目不能远视候

夫目不能远视者，由目为肝之外候，腑脏之精华，若劳伤腑脏，肝气不足，兼受风邪，使精华之气衰弱，故不能远视。

2.《银海精微》（682年）

卷上＞伤寒热病后外障

伤寒热病外障者，盖由大病新瘥出早，形骸羸瘦，脏腑未实，气血尚虚，阴阳偏胜未复，纵口多毒，五辛油腻煎炒，一切热物之类，蓄积诸毒，众聚停留于内，热邪必表于外，攻冲于眼。眼者五脏六腑之精华，其症各现于五轮。此症发时赤肿

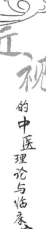

泪出痛涩难开，瞳仁阔大黑花缭乱，不能远视，此血虚也。治法点以时药，洗以散风前症活血之药，不宜剌洗，只平补脏腑，损其有余，益其不足，是为活法也，宜忌三两月可也。

卷下 > 能近视不能远视

问曰：能近视，不能远视者何也？答曰：血虚气不足也。经云：远视不明，是无火也。治初起者宜服地芝丸、千里光散、菊花散，随人气血虚实加减，诸补药皆可用。

卷下 > 眼能远视不能近视

问曰：能远视不能近视者何也？答曰：气旺血衰也。经云：近视不明，是无水也。治宜六味地黄丸，加补肾丸，诸补阴药皆可主之。

3.《圣济总录》(1117 年)

卷第一百二·眼目门·肝虚眼

论曰：肝虚眼，其证不一，巢氏析之，有忽然发肿者，有泪出不止者，有睛生翳晕者，有视物漠漠，不能远视者，有精彩昏浊，黑白不明而晕者，盖肝开窍于目，腑脏精华之所聚也。气血既衰，不足以荣养，故证状之异如此，《龙木论》有肝脏虚热外障，谓其证忽发昏涩，泪出痒痛，摩隐瞳仁，黑睛渐生翳障，视物不明者，宜审治之。

卷第一百二·眼目门·肾肝虚眼黑暗

论曰：天一生水，在脏为肾。天三生木，在脏为肝。肾藏精，肝藏血。人之精血充和，则肾肝气实，上荣耳目，故耳目聪明，视听不衰。若精血亏耗，二脏虚损，则神水不清，瞻视乏力，故令目黑暗。

4.《严氏济生方·眼论治》(1253 年)

人之有双眼，若天之有两曜，五脏六腑之精华，宗脉之所聚，洞视万化，肝之外候者也。然骨之精为瞳子，属肾；筋之精为黑眼，属肝；血之精为络裹，属心；气之精为白眼，属肺；肉之精为约束，属脾。眼通五脏，气贯五轮。由此观之，人之有生，须固养身之道。

善摄生者，养气存神，安心惜视，然后心气通畅，肝气和平，精气上注于目，则目无其疾矣。倘将养乖理，六淫外伤，七情内郁，嗜欲不节，饮食无度，生食五辛，热啖炙煿，久视勤书，忧哀悲泣，皆能病目。

目之为病，睛色赤者病在心，色白者病在肺，色青者病在肝，色黄者病在脾，色黑者病在肾。况方论有五轮八廓，内外障等之证，兹不复叙。

治疗之法，必须洞明形状，细察根源，穷其是非，若能细审，无不瘥除。然病眼之人，不得当风看日，喜怒房劳，五辛炙煿，酒食毒物，并宜断之。惟须宽缓情性，慎护调摄，即无不瘥也。若纵恣乖违，触犯禁忌，自贻其咎，必致丧明而后已，可不谨欤！

5.《原机启微》（1370年）

论目不能远视为阴气不足

东垣曰：能远视不能近视者，阳气不足，阴气有余也，乃气虚而血盛也。血盛者，阴火有余；气虚者，气弱也。此老人桑榆之象也。能近视不能远视者，阳气有余，阴气不足也，乃血虚气盛。血虚气盛者，皆火有余，元气不足。火者，元气、谷气、真气之贼也。元气来也徐而和，细细如线；邪气来也紧而强，如巨川之水不可遏。

谨按： 阳气者，犹日火也；阴气者，金水也。先儒所谓金水内明而外暗，日火内暗而外明者也。然人目眼，备脏腑五行精华，相资而神明，故能视，即此理之常也。虽经曰目得血而能视，殊不言气者，盖血得气为水火之交，而能神明之也。否则阴虚不能远视，阳乏不能视近，是为老人桑榆之渐。然学者于目病能求诸此，则思过半矣。

6.《医学纲目》(1389年)

能远视不能近视 能近视不能远视

[东]能远视不能近视者,阳气有余,阴气不足也,乃血虚气盛。血虚气盛者,皆火有余,元气不足。火者,元气、谷气、真气之贼也,元气之来也,徐而和,细细如线。邪气之来也,紧而强,如巨川之水,不可遏也。

[海]目能远视,责其有火。不能近视,责其无水,法当补肾。

能近视不能远视者,阳气不足,阴气有余,乃气虚而血盛也。血盛者,阴火有余也。气虚者,元气衰弱也,此老人桑榆之象也。

[海]目能近视,责其有水。不能远视,责其无火,法宜补心。

7.《明医杂著》(1502年)

卷之三·续医论·眼赤肿痛

眼赤肿痛,古方用药,内外不同。在内汤散,用苦寒辛凉之药以泻其火;在外点洗,则用辛热辛凉之药以散其邪。故点药莫要于冰片,而冰片大辛热,以其性辛甚,故借以拔出火邪,而散其热气。古方用烧酒洗眼,或用干姜末、生姜汁点眼者,皆此意也。盖赤眼是火邪内炎,上攻于目,故内治用苦寒之药,是治其本,如锅底之去薪也。然火邪既客于目,从内出外,若外用寒凉以阻逆之,则郁火内攻不得散矣。故点眼用辛热,而洗眼用热汤,是火郁则发,因而散之,从治法也。世人不知冰片为劫药,而误认为寒,常用点眼,遂致积热入目,而昏暗障翳,故云眼不点不瞎者此也。又不知外治忌寒凉,而妄将冷水冷物冷药揾洗,致昏瞎者有之。

愚按:前症若体倦少食,视物昏花,或饮食劳倦益甚者,脾胃虚也,用补中益气汤;眵多紧涩,赤脉贯睛,或脏腑秘结者,用芍药清肝丸;若赤翳布白,畏日羞明,或痛如刺者,上焦风热也，用黄连饮子；若久视生花，畏日，远视如雾者，神气伤也，用神效黄芪汤。大凡午前甚而作痛者，东垣助阳活血汤；午后甚而作痛者，黄连天花粉丸；午后甚而不痛者，东垣益阴肾气丸。能近视不能远视，地芝丸；能远视不能近视，定志丸。故东垣先生云：五脏六腑之精气，皆禀受于脾，上贯于目。脾者，诸阴之首也；目者，血脉之宗也。故脾虚则五脏之精气皆失所司，不能归明于目矣。心者，君火也，主人之神，宜静而安，相火代行其令。相火者，包络也，主百脉，皆荣于目。既劳役运动，势乃妄行，又因邪气所并，而损血脉，故诸病生焉。凡医者不理脾胃及养血安神，治标不治本，是不明正理也。若概用辛凉苦寒之剂，损伤真气，促成内障之症矣。

给事张禹功，目赤不明，服祛风散热药，反畏明重听，脉大而虚。此因劳心过度，饮食失节。以补中益气汤加茯神、酸枣、山药、山茱、五味，顿愈。又劳役复甚，用十全大补汤兼以前药，渐愈，却用补中益气汤加前药而痊。

8.《医学正传》(1515年)

(丹溪活套)云：东垣谓目能远视而不能近视，火盛而水亏也，法当补肾，六味地黄丸主之。目能近视而不能远视，有水而无火也，法当补心，定志丸加茯苓主之。又曰：不能近视，晨服地黄丸，不能远视，卧服定志丸，是皆通手足少阴经也。是以知不能远视者，心血不足也。不能近视者，肾水亏欠也。

9.《医方集宜》(1554年)

卷之六·眼目门

能远视而不能近视，乃阳气不足，阴气有余，气虚而血盛则阴火盛而阳气衰，宜用补阳活血汤、定志丸。

能近视而不能远视，乃阳气有余，阴水不足，血虚而气盛则阳气盛而阴水少，宜用地芝丸、六味地黄丸、明目益肾丸。

10.《古今医统大全》（1556年）

卷之六十一·眼科

不能近视

能远视，不能近视，阳气有余，阴气不足也，乃血虚气盛。盖血虚气盛者，火有余，元气不足也。火为元气之贼，元气来也，徐而和，细细如丝；邪气来也，紧而强，如巨川之水不可遏也。海藏云：目能远视，责其有火；不能近视，责其无水。宜东垣地芝丸主之。

不能远视

能近视，不能远视者，阳气不足，阴气有余也，气虚而血盛也。血盛者，阴火有余，气虚者，气弱也。海藏云：目能近视，责其有水；不能远视，责其无火。东垣定志丸主之。

11.《明医指掌》（1556年）

卷八·杂科·目证四

【歌】目为五脏之精华，五轮八廓总虚夸。白睛属肺目纲土，黑水神光肝肾家。赤脉属心须体认，五行生克勿令瘥。大凡赤肿羞明痛，隐涩难开泪若麻。冒昧本当从火疗，随经用药免咨嗟。昏蒙黑暗迎风泪，内障多生五色花。视远不能兼雀目，滋阴壮水却为佳。时人不究阴阳理，漫把辛香浪点搽。

【论】经云：诸脉者，皆属于目。又云：目得血而能视。针经云：五脏六腑之精华上注于目，故目为宗脉之主。目之内眦及上纲，太阳之所过也。目锐眦，少阳也。目下纲及两旁交颊之中，阳明也。足厥阴连于目系，故目总统于肝。白睛属肺，若白睛变赤，火乘于肺也。肉轮属脾，上下纲赤肿者，火乘于脾也。黑水属肾，五色花翳遮黑睛，肾不足也。神光属肝，青睛被翳，肝虚火旺也。赤脉属心，目中血贯痛涩，火自甚也。凡暴赤肿痛，赤翳羞明，泪出不止，隐涩难开，冒昧不明，皆火为病，经云热盛则肿是也。能审其经络部位泻之，可使立已。

若久病昏暗，雀目不能远视，及内障目蒙，五色花翳，迎风出泪，头昏目眩，皆血虚之候，宜壮水滋阴可也。亦有服寒凉太过，以致阳虚，其火转甚，则当温剂从治，其火自降，目自明。经云：益水之源，以制阳光；壮火之主，以消阴翳，此之谓也。今人治目，但知以寒药伐火，而不知有益水、壮火之法。专以龙脑辛香石药搽点，而不知有辛散损明之戒也，悲夫！

【脉】眼赤火病，心肝数洪，右寸关见，相火上冲。

实热暴发赤肿疼痛，泻热黄连汤。上焦壅热，鼻塞，头目不清利，上清散。肝火盛目赤涩痛，龙荟丸或四物龙胆汤。肺经壅热，白睛赤肿，桑白皮散。赤翳胬肉攀睛者，决明子散。

12.《秘传眼科龙木论》(1575 年)

附·葆光道人眼科龙木集
论眼昏花捷要

且夫医眼之法。最为多端。非则一体。不可以为轻慢。如患目昏不明。非有一状。肝肾虚。而近视不快。脾虚。而见白花。气虚。而瞻视茫茫。血虚。则飞蝇散乱。血冷。则瞳人开张。肾虚。则瞳人缩小。或不明者。气不和也。黑花散乱者。乃精血虚也。更迎风泪不止者。或昏。是思虑伤也。膀胱损也。最宜用和血壮气，切不可针镰割点，只宜服收花平补之药也。

七十二问

第三十七问。目不能远视者何也。答曰。此乃荣伤于五脏六腑之间。目者肝之外使。风邪客之。使精华之府衰弱。肝气不足。则不能远视也。宜用蝉花散（方见十二问下）、羊肝丸（方见七问下）。

13.《医学入门》(1575 年)

外集·卷四·杂病分类

近视阴虚远视阳，能近视不能远视者，看一成二，属肝肾虚，宜肾气丸、地芝丸，或加降火之剂。能远视不能近视者，属心虚，宜定心丸。

14.《明目至宝》（1593年）

第一章·明堂问答七十二证之因

三十九问

曰：眼不能远视而能近视者，何也？

答曰：此因劳伤脏腑，风邪客之，使精华之气衰弱，肝经不足，盖有水而无火也，故不能远视而能近视也。宜服补肝散、蝉花散，补心定志丸加茯苓主之。

四十问

曰：目不能近视而能远视者，何也？

答曰：盖有火而无水也。故不能近视而能远视，当补肾，宜服地黄丸。地黄丸服不效，可服定志丸。

第二章·眼科七十二证受疾之因

肝虚雀目暗

鹧鸪天　肝虚要识病来因，远视近视不光明。眼前不见如烟雾，一物看来二物形。肝虚热，定心情，补肝散服若神灵。调持保护须知己，莫使劳神眼又盲。

此是肝气虚劳，难治也。宜服三花五子丸、镇肝散、磨镜丸、还睛散、二地散。

15.《证治准绳　杂症》（1602年）

能远视不能近视

东垣云：能远视不能近视者，阳气有余，阴气不足也。乃血虚气盛。血虚气盛者，皆火有余元气不足。火者，元气、谷气、真气之贼也。元气之来也徐而和，细细如线。邪气之来也紧而强，如巨川之水，不可遏也。海藏云：目能远视，责其有火。不能近视，责其无水。法当补肾地芝丸主之。《秘要》云：阴精不足，阳光有余，病于水者，故光华发见散乱，而不能收敛近视。治之在心肾，心肾平则水火调，而阴阳和顺，阴阳和顺则收敛发用各得其宜。夫血之所化为水，在身为津液，在目为膏汁。若贪淫恣欲，饥饱失节，形脉甚劳，过于悲泣，皆斫耗阴精，阴精亏则阳火盛，火性炎而发见，阴精不能制伏挽回，故越于外而远照。不能治之，而反触激者，有内障之患。

能近视不能远视

东垣云：能近视不能远视者，阳气不足，阴气有余，乃气虚而血盛也。血盛者，阴火有余也。气虚者，元气虚弱也。此老人桑榆之象也。海藏云：目能近视，责其有水。不能远视，责其无火。法宜补心，《局方》定志丸主之。《秘要》云：此证非谓禀受生成近觑之病，乃平昔无病，素能远视，而忽然不能者也。盖阳不足，阴有余，病于火者，故光华不能发越于外，而偎敛近视耳。治之在胆肾，胆肾足则神膏厚，神膏厚则经络润泽，经络润泽则神气和畅而阳光盛矣。夫气之所用谓之火，在身为运用，在目为神光。若耽酒嗜燥、头风痰火、忿怒暴悖者，必伤神损气，神气弱必发用衰，发用衰则经络涩滞，经络涩滞则阴阳偏胜，而光华不能发达矣。

16.《医宗粹言》(1612年)

卷之一·元阳门

先天无形元阳论

赋受之日，父母偶因惊恐所伤，或父母交感之际，因房劳而损其肾脏真阳，则我所禀此气已先有亏，至我复因大劳，或因惊恐，或因房劳过度，以致所禀衰弱之气愈损，而病患腰酸腿软，脚膝无力，或骨萎不能起于床，或耳鸣，或耳聋，或目睛不能远视，或小便清长，或阳痿不举，或精滑不固，是皆肾脏后天元阳之气衰弱，并以益火复真汤，或益元冲和汤与人参大补丸，加减治之。

丹溪活套

丹溪云：东垣谓目能远视，不能近视，火盛而水亏也。法当补肾六味地黄丸主之。目能近视而不能远视，有水而无火

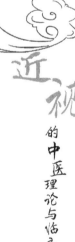

也。法当补心定志丸加茯苓主之。又曰：不能近视，晨服地黄丸，不能远视，卧服定志丸，是皆道手足少阴经也。是以知不能近视者，肾水亏火也。不能远视者，心血不足也。

17.《医学经略》(1613年)

眼目

丹溪云：能远视不能近视者，火盛而水亏也。法当补肾，六味地黄丸主之。能近视不能远视者，有水而无火也。法当补心，定志丸加茯苓主之。又曰：不能近视，晨服地芝丸，不能远视，卧服定志丸，是皆手足少阴经也。是以知不能近视者，肾水亏欠也，不能远视者，心血不足也。

18.《寿世保元》(1615年)

卷六·眼目

一治血气虚损。眼目昏暗。此壮水以制阳光，有误服寒凉之过。黑暗全不通路，以十全大补汤加沉香、大附子、白豆蔻。

东垣谓：目能远视而不能近视。火盛而水亏也，法当补肾，六味地黄丸主之。目能近视而不能远视。有水而无火也，法当补心，定志丸加茯苓主之。又曰：不能近视，晨服地黄丸。不能远视，卧服定志丸。是以通手足少阴经也。是以知不能近视者，肾水亏火盛也，不能远视者，心血不足也。

19.《审视瑶函》(1642年)

识病辨症详明金玉赋

……近视乃火少，远视因水虚。脾肺液损，倒睫拳毛，肝肾邪热，突起睛高。故睛突出眶者，火极气盛，筋牵胞动者，血虚风多。阳盛阴虚，赤星满目，神劳精损，黑雾遮睛。水少血虚多痛涩，头眩眼转属阴虚。目昏流泪，色欲伤乎肾气，目出虚血，邪火郁在肝经。大病后昏，气血未足，小儿初害，营卫之虚。久视伤睛成近觑……

能远怯近症

怯近症兮视远明,眼前之物反无睛,阴精太涩阳邪见,痰火之人极欠宁。治之之法,补肾清心。

此症谓目能远视,而不能近视也。盖阴精不足,阳光有余,病于水者,故光华发见散乱,而不能收敛近视,治之止在心肾,心肾平则水火调,而阴阳和畅,则远近发用,各得其宜。夫血之所化为水,在身为精液,其轻清之血,升上在目为膏汁。若贪淫恣欲,饥饱失节,形体甚劳,极其悲泣,皆斫耗阴精,阴精亏而阳火盛,火性炎而发见,阴精之水,不能制伏乎火,故火发越于外而远照,不能治火反触激者,内障之患有矣。宜服:地芝丸。

能近怯远症

怯远症,肝经不足肾经病,光华咫尺视模糊,莫待精衰盲已定。

此症非谓禀受生成近觑之病不治者,盖言平昔无病能远视,忽目患能近视而不能远视者,阳不足,阴有余,病于火少者也。无火,是以光华不能发越于远,而拘敛近视耳。治在胆肾,胆肾足则神膏厚,神膏厚则经络润泽,经络润泽则神气和畅,而阳光盛矣。夫气之所用谓之火,在身为运用,在目为神光,若耽酒嗜燥,头风痰火,忿怒暴悖者,必伤神损气,神气弱必发用衰,发用衰则经络涩滞,故阴胜阳衰,而光华不能及远矣。宜服:定志丸。

二、选方

1.《备急千金要方》(651 年)

补伤散

主肺伤,善泄咳,善惊恐,不能动筋,不可远行,膝不可久立，汗出鼻干，少气喜悲，心下急痛，痛引胸中，卧不安席，忽忽喜梦，寒热小便赤黄，目不能远视，唾血方。

天冬_{一升} 防风 泽泻 人参 阿胶_{各一两半} 栝蒌根
前胡 芍药 石膏 干姜 大豆卷_{各二两} 紫菀 白蔹_{各一两}
桂心 白术_{各四两} 地黄 甘草 山药 当归_{各二两半}

上十九味治，下筛，食前酒服方寸匕，日三。

2.《银海精微》(682年)

能近视不能远视

地芝丸

甘菊花 枳壳_{各一两} 生地黄_{四两} 天门冬_{四两，又加麦门冬亦可用}

上为末，炼蜜为丸，每服三十丸，空心盐汤下。

千里光散

菊花 千里光 甘草_{各等分}

上为末，每服三钱，夜间临卧，用茶清调下。

菊花散

菊花_{四两} 甘草_{五钱} 生地黄_{四两} 白蒺藜_{去刺炒，二两}

上为末，每服二钱，食后米泔水下。

万寿地芝丸

治目能近视，不能远视，食之能治风热。

天门冬_{去心} 生姜_{焙，各四两} 甘菊花_{二两} 枳壳_{炒，三两}

上为末，每服一百丸，食后茶清或酒下。

眼能远视不能近视

六味地黄丸

治肾虚、眼不奈视、神光不足。

熟地黄 泽泻 白茯苓 牡丹皮 山萸 山药

一方加川芎、当归、蔓荆子。

上为末，炼蜜为丸，如桐子大，每服三十丸，空心服，不必点丹。

3.《太平圣惠方》(992年)

治眼昏暗，不能远视。

蔓荆子丸方。

蔓荆子　五味子　枸杞子　地肤子　青葙子　决明子

楮实_{水淘去浮者，微炒}　茺蔚子　菟丝子_{酒浸三日，曝干，别捣为末，各一两}

上件药，捣罗为末，炼蜜和捣三二百杵，丸如梧桐子大。每于空心，以温酒下二十丸，晚食前再服之。

4.《圣济总录》(1117年)

决明丸方

治肝虚膈热，眼目昏暗，渐成障蔽，或见黑花，不能远视。决明丸方

决明子　青葙子　茺蔚子　车前子　地肤子　五味子_炒

枸杞子_{去茎蒂}　细辛_{去苗叶}　麦门冬_{去心，焙}　生干地黄_焙

赤茯苓_{去黑皮}　桂_{去粗皮}　泽泻　甜葶苈_{纸上炒紫色}　防风_{去叉}

芎䓖_{各一两}

上一十六味。捣罗为末，炼蜜为丸，如梧桐子大，每服二十丸，食后良久，米饮下，日三。

菟丝子丸方

治肾肝虚，目昏暗不能远视。菟丝子丸方

菟丝子_{酒浸一宿，别捣末}　白茯苓_{去黑皮}　山芋　人参

防风_{去叉}　车前子　熟干地黄_焙　黄芪_锉　石决明_{各一两}

上九味，捣罗为末，炼蜜和丸，如梧桐子大，每服二十丸，空心温酒下，临卧再服。

5.《素问病机气宜保命集》(1186年)

能远视不能近视，《局方》中定志丸。

白茯苓_{去皮}　人参_{去芦头，各三两}　远志_{去苗及心}　菖蒲_{各二两}

能近视不能远视，万寿地芝丸。

生姜_{四两，焙}　天门冬_{四两，去心}　枳壳_{三两，去穰，炒}　甘菊_{二两}

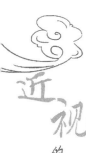

上为细末，炼蜜丸如桐子大。茶清或温酒下一百丸。食后。此药能愈大风热。

6.《太平惠民和剂局方》（1251年）

春雪膏

治肝经不足，内受风热，上攻眼目，昏暗痒痛，隐涩难开，昏眩赤肿，怕日羞明，不能远视，迎风有泪，多见黑花，并皆疗之。

脑子_{研，二钱半}　蕤仁_{去皮、壳，压去油，二两}

上用生蜜六钱重，将脑子、蕤仁同搜和，每用铜箸子或金银钗股，大小眦时复少许点之。及治连眶赤烂，以油纸涂药贴。

7.《仁斋直指方论》（1264年）

地芝丸

治目不能远视，能近视，或亦妨近视。

生地黄_{焙干，秤}　天门冬_{去心，秤。各四两}　枳壳_{麸炒，去瓤，秤}

甘菊花_{去枝，秤。各二两}

上为细末，炼蜜为丸如桐子大。茶清送下百丸，温酒亦可。

定志丸

治眼不能近视，反能远视者。（方见惊悸门）

8.《此事难知》（1308年）

治目不能远视，能近视或亦妨近视，或脉风成疠，地芝丸主之。

生地黄_{爆干，四两}　天门冬_{汤炮去心}　枳壳_{面炒，去穰，二两}

甘菊花_{未开者，秤二两}

上为细末，炼蜜丸如梧桐子大。如能饮食，茶清汤下。不能饮食，温酒下。食后改熟地黄亦可。（此说亦见《病机气宜》目门下亦有）

治目不能近视，反能远视，服局方定志丸。

目能远视，责其有火。不能近视，责其无水。法当补肾。目能近视，责其有水。不能远视，责其无火。法当补心。补肾，补足少阴，补心，补手少阴，补肾，六味地黄丸加牡蛎，补心，定志丸加茯苓。

不能近视。晨服地黄丸。

不能远视。卧服定志丸。

9.《脉因证治》（1358年）

地黄丸

治不能远视、近视，此大除风热。

生地　天门冬_{各四两}　炒枳壳　甘菊_{各二两}

蜜丸，茶酒任下。

《局方》定志丸

治不能近视，反能远视。

人参　远志　菖蒲　白茯苓

蜜丸。

10.《原机启微》（1370年）

地芝丸

治目不能远视，能近视，或亦妨近视。

生地黄_{焙干}　天门冬_{去心。各四两}　枳壳_{二两，炒}　甘菊花_{二两}

上为细末，炼蜜为丸，如桐子大。茶清送下百丸，食后。

局方定志丸

治眼不能近视，反能远视者。

白茯苓　人参_{各三两}　远志_{去心}　菖蒲_{各二两}

上为细末，炼蜜为丸，如梧子大，以朱砂为衣。每服七丸，至二三十丸，温米饮下，食后，日三服。

按：以上二方，手太阴、少阴药也。

11.《医学纲目》(1389 年)

[东] **地芝丸**　治目不能近视能远视,及大厉风成癫,悉皆治之。

生地焙,四两　天门冬去心,四两　枳壳炒,二两　甘菊花去皮,二两

上同为细末,炼蜜丸,如桐子大。每服一百丸,茶清送下,温酒亦下,食后。六味地黄丸,亦治此症。

[东] **定志丸**(出《局方》)

治眼不能远视,能近视者。

远志去苗心,二两　人参一两　白茯苓去皮,一两　菖蒲二两

上为末,炼蜜丸,朱砂为衣。每服十丸,加至二十丸。

12.《普济方》(1390 年)

万寿地芝丸(出《保命集》)

治目能近视,不能远视。局方中定志丸,能远视不能近视。

生姜四两,焙　天门冬四两,去心　枳壳三两,去瓤,炒　甘菊花二两

上为细末,炼蜜丸如梧桐子大。茶清或温酒下一百丸,食后。此药能愈大风热。

春雪膏(出《龙木论》)

治肝经不足,内受风热,上攻眼目,昏暗痒痛,隐涩难开,及堆眵赤肿,怕日羞明,不能远视,迎风有泪,多见黑花,并皆治之。

脑子二钱半　蕤仁二两,去皮取油壳,称取二两,细研,去油

上用生蜜六钱,重将脑子蕤仁同搜和,每用铜箸子,或以金银钗股,时复点放眦头。治连眶赤烂,以油纸涂膏贴之。

决明丸

治肝虚膈热,眼目昏暗,渐成障蔽,或见黑花,不能远视。

决明子　青葙子　茺蔚子　车前子　地肤子　五味子炒

细辛_{去苗叶} 枸杞子_{去茎蒂} 麦门冬_{去心,焙} 生地黄_焙 桂_{去粗皮} 赤茯苓_{去黑皮} 泽泻 防风_{去叉} 芎䓖 葶苈_{隔纸炒紫色。各一两}

上为末，炼蜜和丸，如梧桐子大。每服二十丸，食后良久，米饮下，日三服。

菟丝子丸（出《圣济总录》）

治肾肝虚，目昏暗，不能远视。

白茯苓_{去黑皮} 山芋 人参 菟丝子_{酒浸一宿，另捣末} 防风_{去叉} 车前子 熟干地黄 黄芪_锉 石决明_{各一两}

蔓荆子丸（出《圣惠方》）

治眼昏暗。不能远视。

蔓荆子 五味子 枸杞子 地肤子 青葙子 决明子 楮实_{水淘去皮,微炒} 茺蔚子 菟丝子_{酒浸三日晒干为末,各一两}

上为末，炼蜜和捣三二百杵，丸如梧桐子大。每于空心，以温酒下二十丸，晚食前再服之。

地芝丸（出《试效方》）

治眼不能远视，能近视，或赤肿痛，及大疠风成癞，悉皆治之。

生地黄_{四两焙干秤} 天门冬_{四两去心秤} 枳壳_{二两麸炒去瓤研} 甘菊花_{三两去枝秤}

上同为细末，炼蜜为丸，如梧桐子大。茶清送下一百丸，温酒亦可，食后服。

13.《玉机微义》（1396年）

《局方》明目地黄丸

治男女肝肾俱虚，风邪所乘，热气上攻，目翳遮睛，目涩多泪。

牛膝_{酒浸,三两} 石斛 枳壳_炒 杏仁_{去皮,炒} 防风_{各四两} 生熟地黄_{各一斤}

上为末，炼蜜丸如梧子大，每三十丸，食前，盐汤下。

按：此出太阳例，又气药也。

《简易》加减驻景丸

治肝肾气虚,两目昏暗,视物不明。

车前子 炒,二两　　熟地黄　　当归 各五两　　楮实子　　川椒 炒,各一两

五味子　　枸杞子 各二两　　菟丝子 酒制,半斤

上为末,蜜和丸如梧子大,每三十丸,食前,温酒下。

谨按:肝为相火,有泻无补,况阴水虚而阳火实,病目者多,故此二方,盖补肝之阴虚也,颇有理,故收入。

地芝丸

治目不能远视,能近视,或亦妨近视。

生地黄 焙干　　天门冬 去心。各四两　　枳壳 二两,炒　　甘菊花 二两

上为细末,炼蜜为丸如桐子大,茶清送下百丸,食后。

14.《奇效良方》(1449年)

春雪膏

治肝经不足,内受风热,上攻眼目,昏暗痒痛,隐涩难开,及多眵赤肿,怕日羞明,不能远视,迎风有泪,多见黑花。

片脑 二钱半　　蕤仁 去皮壳,细研,去油,秤二两

上用生蜜二钱,重将片脑蕤仁同搜和,用铜箸子或以金银钗股,时复点放眦头,连眶赤烂,以油纸涂膏贴之。

又方

治肝虚,或当风眼泪,镇肝明目。

上用腊月牯牛胆,盛黑豆不计多少,浸候百日开取,食后夜间吞三七粒,神效。

万寿地芝丸

治目能近视,不能远视。

天门冬 去心　　生姜 焙。各四两　　甘菊花 二两　　枳壳 去穰,炒,三两

上为细末,炼蜜为丸,如梧桐子大,每服一百丸,食后用茶清或温酒送下。此药能治风热。

15.《医学正传》(1515 年)

地芝丸

(东垣)治不能远视而能近视,以此除风热。

生地黄　天门冬各四两　枳壳炒　甘菊花各二两

上为末,炼蜜丸,茶、酒任下。

16.《内科摘要》(1529 年)

地芝丸

治目不能远视,能近视,或妨近视。

生地黄焙干,四两　天门冬去心　枳壳麸炒　真甘菊花各二两

上为末,炼蜜丸,桐子大,每服百丸,清茶或温酒下。

定志丸

治目不能近视,反能远视。

白茯苓　人参各一两　远志去心　菖蒲各一两

上为末,炼蜜丸,桐子大,以朱砂为衣。每十丸至三十丸,米饮食后下,日三服。

17.《医方集宜》(1554 年)

定志丸

能近视而不能远视,乃阳气有余,阴水不足,血虚而气盛,则阳气盛而阴水少,宜用。

六味地黄丸

治不能远视

山药　山茱萸去核。各四两　泽泻　牡丹皮　白茯苓各二两

熟地黄八钱

上为末,蜜丸如桐子大,每服五六十丸。空心滚白汤下

补阳活血汤

助阳和血,补气,治不能近视。

黄芪　甘草　蔓荆子　防风　白芷　升麻　当归　柴胡

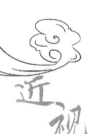

白水煎服

定志丸

治远视不能近视。

人参　白茯苓各三两　远志去心　石菖蒲各二两

上为末，蜜丸如弹子大，朱砂为衣，每服一丸，滚白汤化下。

地芝丸

治近视不能远视

生地黄四两　天门冬去心　枳壳二两　甘菊花未开者，二两

上为末，炼蜜和丸如桐子大，每服四五十丸，茶清或温酒任下。

18.《古今医统大全》（1556年）

白龙散

退翳明目。

马牙硝（明净者）

用厚纸裹令实，外以棱布囊之，带在怀内着肉处，养一百二十日取出，碾如粉，入冰片少许同碾。点眼，不论年深日久，眼生翳膜，渐昏不能远视，但瞳人不散，点可复明。每用黍米许点内眦，日夜各一度，甚者各二度。简易不繁，奏效甚大。

（东垣）万寿地芝丸

治目不能远视能近视，此亦防近视。

生地黄四两　天门冬去心，四两　枳壳麸炒　甘菊花各二两

上为细末，炼蜜丸，梧桐子大。每服百丸，食后温酒茶清任下。

（东垣）定志丸

治目不能近视，反能远视。

远志去心　石菖蒲　白茯苓　人参各三两

上为细末，炼蜜丸，梧桐子大，朱砂为衣。米饮下十丸至

二十丸。

19.《明医指掌》(1556 年)

肝血不足，眼昏生花，久视无力，生眵者，养肝丸、羊肝丸。肾水不足，视不分明，渐成内障，熟地黄丸、滋阴丸。血虚目昏，明目地黄丸。能近视不能远视，地芝丸。能远视不能近视，定志丸。

养肝丸

治肝虚不足。

当归_{酒浸，二两}　防风_{去芦，一两}　车前子_{酒蒸，二两}　川芎_{二两}

楮实子_{二两}　熟地_{酒蒸，二两}　蕤仁_{汤泡，去皮，一两}　白芍药_{二两}

末之，蜜丸梧子大，每服七十丸，汤下。

羊肝丸

补肝明目。

羊肝_{一具，生用}　黄连_{去须，二两}

将羊肝去筋膜，于石臼内捣烂，入连末，杵为丸，桐子大，白汤送下。

熟地黄丸

补肾明目。

熟地黄_{一两}　当归_{酒洗，五钱}　地骨皮_{五钱}　黄芩_{五钱}　枳壳_{麸炒，三钱}

生地黄_{一两}　天门冬_{八钱，去心}　五味子_{七钱}　炙甘草_{三钱}

黄连_{酒炒，六钱}　人参_{去芦，二钱}　柴胡_{三钱}

末之，蜜丸梧子大，每百丸，白汤送下。

滋阴丸（即六味地黄丸，方见虚损证条下）。

明目地黄丸

牛膝_{酒浸，五两}　石斛_{五两}　枳壳_{炒，三两}　防风_{去芦，二两}

杏仁_{去皮，二两}　生地黄_{一斤}　熟地黄_{一斤}

上末之，蜜丸如梧桐子大，每七十丸，空心盐汤下。

地芝丸

治能近视，阴有余；不能远视，阳不足。

生地黄_{四两}　天门冬_{去心,四两}　甘菊花_{二两}　枳壳_{炒,二两}

蜜丸桐子大，茶清下百丸。

定志丸（方见惊悸怔忡条下）。

20.《脉症治方》(1572年)

四物汤

血主方，生血去热，补虚益精，主女人用。男子血虚，亦宜用之。

川芎_{清阳,和血行血,肝经药,春天倍用,女人加此味,去芦八分}

川归_{润中,和血养血,肾经药,冬月倍用,去芦,酒浸,晒干,一钱五分}

白芍药_{缓中,破血,心脾经药,夏月倍用,酒炒,一钱二分}

地黄_{凉血用生,补血用熟,滋阴生血,肺经药,秋月倍用,姜汁浸,晒干,一钱,男子加此味}

上为咬咀，每服姜一片，水煎，食远服。随有他症，依后加减。此方春宜加防风，夏宜加黄芩，秋宜加天门冬，冬宜加桂枝。此常服顺四时之气，而加减未有不中者也。

血虚眼暗，或肾水虚不能远视，加甘菊花、枸杞子_{各一钱五分}。

四物菊花汤

治一切眼疾，清热，养血，疏风。

川芎_{七分}　当归_{酒浸,钱五分}　白芍药_{一钱五分}　淮生地_{一钱}

甘菊花_{一钱五分}　防风_{七分}　黄连_{八分}　白扁豆_{七分}

甘草_{生用,五分}　甘州枸杞子_{八分}

上作一服，水一钟半，煎八分。食后服。兼有他症，依后加减。

肝经壅热，加龙胆草_{一钱}，黄芩_{一钱}，赤芍药_{八分}，青皮_{五七分}。甚者，加大黄酒蒸过_{三钱}，下之。

肺经壅热，白睛红，加桑白皮、黄芩、山栀、麦门冬、石膏_{各等分}。

心经壅热，睛红内障，加赤茯苓、麦门冬，倍黄连。

胆腑热，睛红肿痛，隐涩难开，加龙胆草、柴胡_{各一钱}，青皮七分。

胃中伏火上攻，赤肿胀痛，加连翘、黄芩、石膏各一钱五分，大黄三钱。

肝肾虚眼暗，加熟地黄、山药各一钱二分，黄柏八分，五味子五分，去黄连。

翳膜遮睛，加草决明、密蒙花各一钱，木贼八分，外用点药。

能远视，不能近视，乃血盛气虚，加人参、白茯苓各一钱，石菖蒲五分。

能近视，不能远视，乃气盛血虚，倍当归，加熟地黄一钱五分。

21.《秘传眼科龙木论》（1575年）

春雪膏

治肝经不足，内受风热，上攻眼目，昏暗痒痛，隐涩难开，堆眵赤肿，怕日羞明，不能远视，迎风有泪，多见黑花，并皆疗之。

脑子二钱半，研　蕤仁去皮、壳，压去油，细研，二两

上用生蜜六钱重，将脑子、蕤仁同搜和，每用铜箸或金银钗股，大小眦时复少许点之。又治连眶赤烂，以纸涂膏贴之。

22.《万病回春》（1587年）

六味地黄丸加牡蛎

目能远视、不能近视者，火盛而水亏也。六味地黄丸加牡蛎（方见补益）。

定志丸

目能近视、不能远视者，有水而无火也。

定志丸

远志甘草水泡，去心　人参去芦　白茯苓去皮、木。各一两　石菖蒲二两

上为细末，炼蜜为丸，朱砂为衣。每服二三十丸，临卧，白汤下。

23.《医宗粹言》(1612 年)

益火复真汤

人参三钱　附子二钱,童便制　川归二钱　白术二钱　黄芪蜜炙,一钱
干姜煨,八分　甘草炙,八分　肉桂八分

上水二钟，煎一钟，温服。

地芝丸

治不能远视，反能近视，此除大风热。

生地黄　天门冬各四两　枳壳炒　甘菊各二两

上为末，炼蜜为丸，酒茶任下。

定志丸

治不能近视，反能远视。

人参去芦　远志甘草水泡,去心　白茯神去皮、木。各一两　石菖蒲二两

上为细末，炼蜜为丸，朱砂为衣。每服二三十丸，临卧，白汤下。

24.《丹台玉案》(1637 年)

补肾丸

治肾虚，眼目昏花，近视不明。

小茴香　巴戟天　肉苁蓉　牡丹皮　枸杞子　破故纸各二两
沙苑蒺藜　生地　熟地各四两　辰砂六钱

上为末，蜜丸，辰砂为衣，每服三钱，空心白滚汤下。

25.《审视瑶函》(1642 年)

蕤仁春雪膏

治肝经不足，内受风热，上攻头目，昏暗痒痛，癮涩难开，昏眩赤肿，怕日羞明，不能远视，迎风有泪，多见黑花。

蕤仁去皮、壳、心,压去油,四钱　龙脑五分,研

先将蕤仁研细，入龙脑和匀，用生好真川白蜜一钱二分，再研和匀，每用簪角蘸点内眦、锐眦。

上方以龙脑除热毒为君，生蜜解毒和百药为臣，蕤仁去暴热治目痛为使，此药与黄连炉甘石散、龙脑黄连膏并用。

地芝丸

治目能视远，责其有火，不能近视，责其无水，当宜补肾水疗之。

天门冬 去心　生地黄 焙干，四两　枳壳 去穰　菊花 各三两

上为细末，炼蜜为丸，如桐子大。每服百丸，食后茶清送下。

定志丸

治目能近视，责其有水，不能远视，责其无火，当宜补心火，并治心气不定，五脏不足，恍惚振悸，忧愁悲伤，差错谬忘，梦寐惊魇，恐怖不宁，喜怒无时，朝瘥暮剧，或发狂眩，并宜服之。常服益心强志，令人不忘。

远志 去心　菖蒲 各二两　人参　白茯神 各一两

上为细末，炼蜜为丸，如桐子大，以朱砂为衣。每服三十丸，米饮送下，食后临卧，日进三服。

补肾磁石丸

治肝肾气虚上攻，眼目昏暗，远视不明，时见黑花，渐成内障。

石决明 醋煅　甘菊花 去梗、叶　磁石 捶碎，煅红醋淬　肉苁蓉

菟丝子 水淘净，酒浸一宿，慢火烘干。各一两

上为细末，用雄雀十五只，去毛嘴足，留肚肠，以青盐二两，水三升，同煮令雄雀烂，水欲尽为度。取出先捣如膏，和药末为丸，如桐子大。每服三钱，空心温酒送下。

谨按： 阳气者，犹日火也，阴气者，金水也。先儒所谓金水内明而外暗，日火内暗而外明者也。然人之眼，备脏腑五行精华相资而神明，故能视，即此理之常也。《难经》曰：目得血而能视。殊不言气者，盖血得气为水火之交，而能神明者也，否则阳虚不能视远，阴乏不能视近，是为老人桑榆之渐。然学者于目病，能求诸此，则思过半矣。

26.《眼科百问》(1657 年)

主方地黄丸

熟地_{四两}　菊花_{三两}　山药　茯苓　山萸_{各二两}　丹皮_{两半}

泽泻_{五钱}　黄柏_{一两}　知母_{一两}　决明　楮实　蒺藜

枸杞　青葙　菟丝子_{各二两}

上共为细末，炼蜜为丸，每晚服三五钱，白水送下。

主方天王补心丹

菊花　决明　木贼　苍术　蒺藜　元参　丹参　人参_{各五钱}

茯苓_{一两}　远志_{三钱}　甘草_{水煮，去皮}　桔梗_{五钱}　五味_{三钱}

天冬　麦冬　归身_{各一两}　柏子仁_{一两}　枣仁　生地_{各一两}

上共为细末，炼蜜为丸，每晚服三五钱，白水送下。

27.《张氏医通》(1695 年)

加减地芝丸

治目能远视，不能近视。

生地黄_{四两}　天门冬_{烘热去心，另焙}　枸杞子_{各三两}　甘菊_{二两}

熟地黄_{四两}　麦门冬_{去心}　山茱萸肉_{各三两}　当归身_{二两}　五味子_{一两}

蜜丸，梧子大。每服百丸，沸汤、温酒任下。

加味定志丸

治目能近视，不能远视。

大远志_{甘草汤泡，去骨}　石菖蒲_{各二两}　人参_{四两}　茯苓_{三两}

黄芪_{蜜酒炙，四两}　肉桂_{一两}

蜜丸，梧子大。每服百丸，空心米汤、温酒任下。

28.《类证治裁》(1839 年)

不能近视

加减地芝丸

生熟地黄_{各四两}　天冬　枸杞_{各三两}　甘菊　当归_{各二两}　麦

冬　萸肉_{各三两}　五味子_{一两}

蜜丸，每服百丸，酒下。

远盲

加味定志丸

远志　石菖蒲_{各二两}　人参　炙黄芪_{各四两}　茯苓_{三两}　肉桂_{一两}

蜜丸。

三、用药

1.《备急千金要方》（651年）

卷二十六食治·鸟兽第五

熊肉，味甘微寒微温，无毒。主风痹不仁，筋急五缓。若腹中有积聚，寒热羸瘦者，食熊肉，病永不除。其脂味甘微寒，治法与肉同，又去头疡白秃，面䵟，食饮呕吐，久服强志，不饥，轻身长年。黄帝云：一切诸肉煮不熟生不敛者，食之成瘕。熊及猪二种脂不可作灯，其烟气入人目，失明，不能远视。

2.《医心方》（984年）

卷第二十七

养形第三

又云：凡熊、猪二脂不作灯火，烟气入目光，不能远视。

3.《普济方》（1390年）

卷二百五十七·食治门

熊肉，味甘微寒无毒，主风痹不仁，筋急五缓。若腹中有疾聚，寒热羸瘦者，食熊肉，病永不除。其脂味甘微寒，治与肉同。又去头疡白秃皮。鲙食欲呕吐。久服强志不饥，轻身长年，黄帝云：一切诸肉，煮法不熟，生不软者，食之成瘕。熊及猪，二种脂，不可作灯，其烟气入人目，失明不能

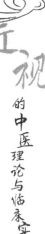

远视。

4.《本草纲目》(1578年)

蕤核

(蕤,儒谁切。《本经》上品)。

【释名】白桵(音蕤)。

时珍曰:《尔雅》"棫,白桵"即此也,其花实蕤蕤下垂,故谓之桵,后人作蕤。柞木亦名棫而物异。

【集解】《别录》曰:蕤核生函谷川谷及巴西。

弘景曰:今出彭城。大如乌豆,形圆而扁,有纹理,状似胡桃核。今人皆合壳用,此应破取仁秤之。

保升曰:今出雍州。树生,叶细似枸杞而狭长,花白。子附茎生,紫赤色,大如五味子。茎多细刺。五月六月熟,采实晒干。

颂曰:今河东、并州亦有之。木高五七尺,茎间有刺。

时珍曰:郭璞云:白桵,小木也。丛生有刺,实如耳珰,紫赤可食,即此也。

仁

【修治】斅曰:凡使蕤核仁,以汤浸去皮、尖,掰作两片。每四两,用芒硝一两,木通草七两,同水煮一伏时,取仁研膏入药。

【气味】甘,温,无毒。《别录》曰:微寒。

普曰:神农、雷公:甘,无毒。生平地,八月采之。

【主治】心腹邪热结气,明目,目赤痛伤泪出,目肿眦烂。久服,轻身益气不饥(《本经》)。强志,明耳目(《吴普》)。破心下结痰痞气,齆鼻(《别录》)。治鼻衄(甄权)。生治足睡,熟治不眠(藏器)。

【发明】弘景曰:医方惟以疗眼,《仙经》以合守中丸也。颂曰:按:刘禹锡《传信方》所著治眼法最奇。云:眼风泪痒,或生翳,或赤眦,一切皆主之。宣州黄连(末)、蕤核仁（去皮，研膏）等分和匀，取无虫干枣二枚，割下头，去核，以二物填满，却以割下头合定，用少薄绵裹之，以大茶碗量水半碗，于银器中，文武火煎取一鸡子大，以绵滤罐收，点眼万万不失。前后试验数十人皆应，今医家亦多用得效也。

【附方】新七。

春雪膏：治肝虚，风热上攻，眼目昏暗，痒痛隐涩，赤肿羞明，不能远视，迎风有泪，多见黑花。用蕤仁（去皮，压去油）二两，脑子二钱半，研匀，生蜜六钱和收，点眼（《和剂局方》）。

百点膏：治一切眼疾。蕤仁（去油）三钱，甘草、防风各六钱，黄连五钱，以三味熬取浓汁，次下蕤仁膏，日点（孙氏《集效方》）。拨云膏：取下翳膜。蕤仁（去油）五分，青盐一分，猪胰子五钱，共捣二千下如泥，罐收。点之。又方：蕤仁一两去油，入白硼砂一钱，麝香二分，研匀收之。去翳，妙不可言。飞血眼：蕤仁一两（去皮），细辛半两，苦竹叶三握（洗），水二升，煎一升，滤汁，频微温洗之（《圣济总录》）。

赤烂眼：《近效方》：用蕤仁四十九个（去皮），胡粉（煅如金色）一鸡子大，研匀，入酥一杏仁许，龙脑三豆许，研匀，油纸裹收。每以麻子许，涂大小眦上，频用取效。《经验良方》：用蕤仁、杏仁各一两，去皮研匀，入腻粉少许，为丸。每用热汤化洗。

羊

【附方】旧四，新十一。

不能远视：羊肝一具，去膜细切，以葱子一勺，炒为末，以水煮熟，去滓，入米煮粥食（《多能鄙事》）。

5.《本草汇言》(1619年)

蕤核

味甘，气温，微凉，无毒。气薄味厚，阳中阴也。入足厥阴经。

《别录》曰：蕤核，生函谷川谷及巴西。今彭城亦有。苏氏曰：今雍州、河东、并州亦有。木高五七尺，茎间有刺。叶细狭长，似枸杞叶。花白色，子附茎生，紫赤色，大如乌豆，形圆而扁，有文理。五六月熟，采实日干。修治：去壳取仁，用汤浸去皮尖，劈作两片，研烂，作膏用。

蕤核：去肝经风热，为目病专科之药也。苗天秀抄刘禹锡《传信方》治风热乘肝，目赤痛肿，或泪出皆烂，或昏涩羞明，或翳障凝结，或胬肉攀睛，种种目疾，系于风热所伤者，咸宜加用。如肝肾两虚，血亏髓少者，当斟酌用之。前古又主心腹邪热结气，痰结、痞结诸证。总之热则生痰，痰凝中焦，气为之痞。此剂甘凉除热，热邪去而痰自不生，痰结解而气自通畅，痞满亦无复留结矣。凉肝明目，亦推此意云。

集方：《和剂局方》：治肝虚风热，上攻眼目，赤肿痒痛，昏暗不能远视，隐涩羞明，迎风出泪，时见黑花。用蕤仁去皮，压去油净，二两，冰片一钱，研匀，入净磁罐收贮。点眼，名春雪膏。谭春台方：治眼病生翳。用蕤仁去油净、五分，青盐一分，猪胰子五钱，共捣二千下如泥，磁罐收贮，点之。又方，用蕤仁一两，去油净，入白硼砂一钱，麝香一分，捣匀，收之。点眼去翳，妙不可言。《经验良方》：治赤烂眼。用蕤仁、杏仁各一两，去皮，捣去油净，研匀，入真铅粉为丸，麻子大。每用热汤化，点大小眦上。

6.《神农本草经疏》（1625年）

卷之十二·密蒙花

味苦，平、微寒，无毒。主青盲肤翳，赤涩多眵泪，消目中赤脉，小儿麸豆，及疳气攻眼。

疏：密蒙花禀土气以生，其蕊萌于冬而开于春，故气平微寒，味甘而无毒。为厥阴肝家正药。观《本经》所主，无非肝虚有热所致。盖肝开窍于目，目得血而能视。肝血虚则为青盲、肤翳。肝热甚则为赤肿眵泪赤脉，及小儿豆疮余毒，疳气攻眼。此药甘以补血，寒以除热，肝血足而诸证无不愈矣。好古谓其润肝燥。守真以之治畏日羞明。诚谓此也。形与芫花相似。但芫花狭小而密蒙花差大为异，用者宜详辨之。

主治参互

同空青、木贼、生地黄、蝉蜕、白蒺藜、谷精草、决明子、羚羊角，治青盲翳障。同甘菊花、枸杞子、生地黄、白蒺藜、谷精草，治肝肾虚，目不能远视。同黄连、赤芍药、防风、荆芥穗、黄柏、甘菊花、甘草、龙胆草，治风热湿热眼赤痛。同胡黄连、白芜荑、使君子、蝉蜕、木贼、芦荟，治小儿疳积，眼目不明。

疗眼疾外无他用，故不著"简误"。

7.《本草汇笺》(1660年)

卷五·蕤仁

甘能养血，温能和血，微寒凉血，入心、肝、脾血脏。戚于风热者，所必需。藏器云：蕤仁，生，治多眠，熟，治不眠，大类枣仁。

春雪膏，治肝虚风热，上攻眼目，昏暗痒痛，隐涩赤肿，羞明，不能远视，迎风有泪，多见黑花，用蕤仁去皮，压去油二两，脑子二钱半，研用，生蜜六钱，和收点眼。又百点膏，治一切眼疾。蕤仁去油三钱，甘草、防风各六钱，黄连五钱，以三味熬取浓汁，次下蕤仁，和匀，日点取效。

去翳用拨云膏，蕤仁去皮油，五分，青盐一分，猪胰五钱，共捣如泥，罐收，点。又方：蕤仁一两，去油，白硼砂一钱，麝香二分，研匀，去翳神捷。

8.《本草述》(1664年)

卷三一

羊

牡羊曰羖、曰羝。

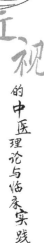

肝：青羖者良。气味：苦，寒，无毒。颂曰：温。

主治：补肝，治肝风虚热，目赤暗痛，热病后失明，并用子肝七枚，作生食，神效（苏恭）。

按：羊肝疗目疾极多，备见眼目门，止录其二方，以参证其功。

附方：目病失明，青羖肝一斤，去膜切片，入新瓦内炕干，同决明子半升，蓼子一合，炒为末，以白蜜浆服方寸匕，日三，不过三剂，目明，至一年能夜见文字。

不能远视，羊肝一具，去膜细切，以葱子一勺，炒为末，以水煮熟，去滓，入米煮粥食。

愚按：羊为火畜，应南方赤色，故《本草》言其大热。但苏颂言其齿骨五脏皆温平，唯肉大热。夫人与兽之赋形，如脾之主肉，宁能大异？是则火之生土，其首及者也，《别录》补中益气之说是矣。第谓其治虚劳寒冷，则必如方书天真丸之合诸药，方为得当。孙思邈云利产妇，张仲景羊肉汤乃得剂也。第如苏颂说，其气大热唯肉，而五脏皆温平，讵知既禀乎气之热，气固流贯于五脏者也，岂能大相悬殊？盖禀乎火者，心也。心与肾，一气上下，故肾即用之补肾气，而肝下合于肾水，上合于心火，又次用之补肝，盖神水照物，惟风轮之肝，有以包卫涵养之，此神水者，乃先天之气所生，后天之气所成，而气固火之灵也。故不惟益肾，即补肝明目，必借其气化耳。试观此味同他药疗目病固多，而治目失明与不能远视二证，止用羊肝为主，而佐之者少，则其义可思也。盖不能远视者，病于无火；不能近视者，病于无水。补气所以益火也，又宁惟是？如羊胫骨多以疗齿病，用之寒证为多。若寒热兼者，亦即有相济之味以用之。盖肾主骨，齿者骨之余，肾气为本，而寒热为标也。即治白浊劳弱，及筋骨挛痛，则益明矣。大抵是物之所禀者火，故在肉则曰大热，在心肾皆曰甘温，在胫骨亦云同于心肾。然有言其热者，唯肝，胆乃曰苦寒，以凡胆之味皆苦也。然肝亦有言其温者矣。盖凡温热，乃火化即是气化，而是物于血气之伦，有得于气化之阳，以为扶助虚羸之功者，如用之得宜，宁不胜于草木之味乎？

9.《本草汇》(1666年)

卷一六·密蒙花

甘，平、微寒，入足厥阴气分血分。养营和血，退翳开光。大人眦泪羞明，小儿痘疮攻眼。

按：密蒙花，为厥阴肝家正药也。观《本经》所主，无非肝虚有热所致。肝血虚，则为青盲肤翳；肝热甚，则为赤肿眵泪。此药甘以补血，寒以除热，肝血足而诸症悉愈。好古谓其润肝燥，守真以之治畏日羞明，诚谓此也。同空青、木贼、生地、蝉蜕、白蒺藜、谷精草、决明子、羚羊角，治青盲翳障。同甘菊、枸杞、生地、蒺藜、谷精，治肝肾虚，目不能远视。疗眼疾外，无他用矣。

酒浸一宿，拌蜜蒸之，日干。

10.《本草备要》(1683年)

蕤仁

亦名白桵

补，明目

甘，温（《别录》微寒）。入心、肝、脾三经。消风散热，益水生光（三经皆血脏也。血得其养，则目疾平。凡目病在表，当疏风清热。在里属肾虚、血少、神劳，宜补肾、养血、安神。远视为肾水亏，近视为火不足）。

治目赤肿痛，眦烂泪出，亦治心腹邪热，结气痰痞（今人惟用疗眼。陈藏器曰：生治足睡，熟治不眠）。

丛生有刺，实如五味，圆扁有纹，紫赤可食。取仁浸，去皮、尖，研用。

11.《本经逢原》(1695年)

兽部

熊脂（肉）

甘，温，无毒。

《本经》主风痹不仁筋急，五脏腹中积聚，寒热羸瘦，头疡白秃，面上𫘤疱。

发明：熊禀雄毅之性，故其脂可开风痹不仁等疾。可服，可摩，但不可作灯，烟气熏目，使人不能远视。《本经》所主不出风痹筋急之用。风为阳邪，熊为阳兽，其性温润，能通行经络，开通血气也。熊筋亦能壮筋强力，与虎骨之搜风壮骨无异。熊肉振羸，其气有余，痫病人食之终身不愈。

12.《本草述钩元》(1833年)

羊

牡曰羖，亦曰羝。

肝（青羖羊者良）

气味苦寒，亦云温。

补肝。治肝风虚热。目赤暗痛。热病后失明（并用子肝七枚。作生食。神效）。

附方

目病失明。青羖羊肝一斤。去膜切片。新瓦炕干。同决明子半升，蓼子一合，炒为末。以白蜜浆服方寸匕。日三服。三料目明。至一年能夜见文字。

不能远视。羊肝一具，去膜细切，葱子一勺炒，为末。以水氽熟，去滓，入米煮粥食。

胆（去势，青羯羊者良）。

气味苦寒。

主治青盲明目。点赤障白翳风泪眼（胆汁减则目暗。故诸胆皆治目病）。大便闭塞。羊胆汁灌入，即通。

附方

病后失明。羊胆点之,日二次。

碧云膏。治烂弦风赤眼流泪,不可近光,及一切暴赤目疾。腊月收羯羊胆十余枚,以蜜装满,纸套笼住,悬檐下。待霜出扫下点之,神效。

13.《本草再新》(1841年)

卷九·羊

青羖羊肝:牡羊曰羖。苦,寒。补肝,治肝虚风热、目赤痛,煮食,或生吞、生贴。目病失明,生贴,并炕干,同决明子及蓼子炒为末,白蜜下。不能远视,葱子炒研同煮,去渣入米煮粥。

四、针灸疗法

1.《太平圣惠方》(992年)

卷第一百·具列四十五人形

玉枕二穴。在络却后七分半。侠脑户傍一寸三分,入发际三寸。灸三壮。主头重如石,目痛如脱,不能远视。

2.《西方子明堂灸经》(992年)

卷一·正人头面三十六穴·头部中行四穴

上星

在颅上直鼻中央,入发际一寸,陷容豆。日灸三壮至百五壮止。多灸拔气,令人眼暗。主头风、头肿,皮肿、面虚,鼻塞、头痛,面赤肿,目眩,痰疟振寒,热汗不出,目睛痛,不能远视。

卷八·足少阴肾经十穴·水泉二穴

在太溪下一寸，在内踝下。灸五壮。主月事不来，来即多，心下闷痛，目䀮䀮不能远视，阴挺出，小便淋沥，腹中痛。

3.《圣济总录》（1117 年）

卷第一百九十一·针灸门·足少阴肾经

水泉二穴，少阴郄也，去太溪下一寸，在内踝下，治月事不来，来即多，心下闷痛，目䀮䀮不能远视，阴挺出，小便淋沥，腹中痛。可灸五壮，针入四分。

督脉

上星一穴，在鼻直上入发际一寸陷中，督脉气所发。治头风面虚肿，鼻塞不闻香臭，目眩，痰疟振寒热，病汗不出，目睛痛不能远视。以细三棱针刺之，即宣泄诸阳热气，无令上冲头目。可灸七壮，不宜多灸，若频灸，即拔气上，令人目不明。

脑户一穴，一名合颅，在枕骨上，强间后一寸五分，督脉、足太阳之会，禁不可针，针之令人哑，不能言，治目睛痛，不能远视，面赤目黄头肿。可灸七壮，亦不可妄灸，令人失音。

4.《针灸资生经》（1226 年）

卷六·目痛（目瞑）

目窗、治头面浮肿。痛引目外眦上赤痛，忽头旋，目䀮䀮，远视不明。

上星、脑户、治目睛痛，不能远视。

目眩

上星、治目眩（《明下》同），睛痛，不能远视。

目不明

水泉，治妇人目䀮䀮不能远视。

卷七·伤寒·热病 月事

水泉、治月事不来，来即多，心下闷痛，目䀮䀮不能远视，阴挺出，小便淋沥，腹痛。

5.《黄帝明堂灸经》（1311年）

卷中·背人形第六
玉枕　二穴，在络却后七分半侠脑卢旁一寸三分，入发际三寸，灸三壮。主头重如石，目痛如脱，不能远视。

6.《普济方·针灸》（1390年）

卷六·针灸门·腧穴
头部中行十穴　（外神聪四穴。明堂一穴）
上星一穴　在鼻直上入发际一寸陷中（明堂经云容豆是）。以细三棱针刺之。即宣泄诸阳热气。无令上冲头目。可灸七壮。不宜多。若频灸。即拔气上。令目不明。忌如前。甲乙经、热穴论注。并刺三分。铜人经云，在额颅上。直鼻中央。入发际一寸。督脉气所发。治头风。面赤肿。皮虚肿。鼻塞不闻香臭。头痛目眩。痰疟。振寒。热病汗不出。目睛痛。不能远视。又云。针入二分。留十呼。泻五吸。针下气尽。更停针引之。得气即泻。灸亦得。然不及针。日灸三壮至百五壮罢。须停十余日。然后更灸。故不用相续加灸满五十壮，即以细三棱针刺头上，以宣热气。忌酒面荞麦。

脑户一穴　一名合颅，在枕骨上，强间后一寸半，禁针，针令人哑。可灸七壮，亦不可妄灸，令人夭。明堂经云，灸令人失音，针三分。素问注云，针四分。甲乙经云，不可灸。铜人经云，一名仰风，一名会颅。是督脉足太阳之会。主目睛痛。不能远视。面赤头肿。目黄。又铜人经云，禁针。素问明堂经乃云，针入三分，四分，亦可疑矣。何如不针为稳。素问盖云，刺脑户，入脑立死故也。

偃伏第二行左右十四穴　（外眉冲二穴）
玉枕二穴　在络却后寸半。明堂经云，在络却后七分半，侠脑户。脑户在强间后一寸半，傍一寸三分起肉枕骨。入发际上三寸，灸三壮。主头重如石，目痛如脱，不能远视。铜人经云，足太阳脉气所发。脑风疼痛。不可忍者。又云，主目内连系急痛，头寒多汗，耳聋鼻塞。西方子云，失枕，头重项痛，风眩头半寒痛。项如拔不可左右顾，目上插，卒起僵仆。恶见风寒，汗不出，凄厥恶寒脑风。明堂经又云，针三分。素问注云，留三呼。甲乙经云，针二分。资生经云，铜人经云，玉枕在络却后一寸半，明堂上下经皆云，七分半。若以铜人为误，则足太阳穴亦误。若以明堂为误，不应上下经皆误也，小本明堂亦同。王氏按素问注云，玉枕在络却后七分，则与明堂经之七分半相去不远矣。固当从素问为准，然而玉枕二穴，既夹脑户矣，不应止七分则止于脑盖也。铜人之一寸半，盖有说焉，识者当有以辨之（今以诸经校勘在络却后寸半者是）。

卷八·针灸门·腧穴

足少阴肾经左右二十穴

水泉二穴　去太溪下一寸，在内踝下，灸五壮，针四分。铜人经云，少阴郄，治月事不来即多，心下闷痛。目䀮䀮不能远视，阴挺出小便淋沥。腹中痛。

卷十一·针灸门·目痛

穴目窗　治目睛痛，不能远视。

穴上星　脑户　治目痛不能视，目痛如脱。

目眩

穴神庭　治目眩睛痛，不能远视。

穴囟会　岐伯灸头旋目眩，及偏头痛不可忍，不能远视，灸两眼小眦上发际各一壮，立瘥。

卷十六·针灸门·妇人诸疾

穴下治妇人目䀮䀮不能远视。

月事

水泉二穴　治月事不来即多。心下闷痛。目䀮䀮不能远视，阴挺出，小便淋沥，腹痛。

7.《针灸聚英》(1537年)

卷一上·足太阳膀胱经

玉枕　络却后一寸五分,又云七分,侠脑户旁一寸三分,起肉枕骨上,入发际二寸,《铜人》:灸三壮,针三分,留三呼,主目痛如脱,不能远视,内连系急,失枕,头项痛,风眩,头寒多汗,鼻室不闻。

足少阴肾经

水泉　太谿下一寸,内踝下,少阴郄,《铜人》:灸五壮,针四分,主目䀮䀮不能远视。女子月事不来,来即心下多闷痛,阴挺出,小便淋沥,腹中痛。

督脉

上星(一名神堂)　神庭后,入发际一寸陷中,容豆,《素问》:针三分,留六呼,灸五壮。《铜人》:针四分,以细三棱针,宜泄诸阳热气,无令上冲头目。主面赤肿,头风,头皮肿,面虚,鼻中息肉,鼻塞头痛,疟疟振寒,热病汗不出,目眩,目睛痛,不能远视,口鼻出血不止。

卷二·杂病·妇人

妇人月事不利,利即多,心下满,目䀮䀮不能远视,腹中痛,灸水泉五壮。

8.《古今医统大全》(1556年)

卷之六

玉枕　在络却后一寸五分,夹脑户旁一寸三分,针三分,灸三壮。

【主治】目痛如脱,不能远视,头项痛,鼻塞不闻。

水泉　在太溪下一寸内踝下,少阴郄,针四分,灸五壮。

【主治】目不能远视,女子月事不来,小腹痛,小便淋,阴挺出。

9.《秘传眼科龙木论》(1575年)

卷之八·针灸经

一·偃伏头部中行　凡十穴

上星　一穴，在鼻直上入发际一寸陷中，督脉气所发。治头风目眩，睛痛不能远视，以细三棱针刺之，即宣泄诸阳热气，无令上冲头目，可灸七壮，不宜多灸，若频灸即拔气上，令目不明，忌如前法。

脑户　一穴，一名合颅。在枕骨上强间后一寸五分，督脉足太阳之会。禁不可针，针之令人哑不能言。治目睛痛，不能远视，可灸七壮。亦不可妄灸，令人失喑。

10.《医学入门》(1575年)

卷一·经络

水泉　太溪下一寸，针二分，灸三壮。主月事不来，来即心下闷痛，目不能远视，阴挺出，小便淋沥，腹中痛。

11.《针灸大成》(1601年)

卷六·足太阳膀胱经穴歌

考正穴法

玉枕：络却后一寸五分，夹脑户旁一寸三分，起肉枕骨上，入发际二寸。《铜人》：灸三壮，针三分，留三呼。主目痛如脱，不能远视，内连系急，头风痛不可忍，鼻室不闻。

足少阴肾经穴歌

考正穴法

水泉：太溪下一寸，内踝下。少阴郄。《铜人》：灸五壮，针四分。主目䀮䀮不能远视，女子月事不来，来即心下多闷痛，阴挺出，小便淋沥，腹中痛。

卷八·督脉经穴主治

考正穴法

上星（一名神堂）：神庭后，入发际一寸陷中，容豆。《素注》：针三分，留六呼，灸五壮。《铜人》：灸七壮。以细三棱针，宣泄诸阳热气，无令上冲头目。主面赤肿，头风，头皮肿，面虚，鼻中息肉，鼻塞头痛，疟疾振寒，热病汗不出。目眩，目睛痛，不能远视。口鼻出血不止。不宜多灸。恐拔气上，令人目不明。

中风瘫痪针灸秘诀

中风头皮肿，目眩虚，振寒热，目疼不能远视：上星（针灸）。

12.《针方六集》（1618年）

卷之五·纷署集

足少阴及股并阴蹻阴维凡二十穴第三十一

水泉二穴，主心闷腹痛，目不能远视，淋沥阴挺，脚气，踝骨酸痛，偏坠木肾，女人月事不来。

13.《类经图翼》（1624年）

卷七·经络（五）

足太阳膀胱经穴

玉枕　在络郄后一寸五分。甲乙经曰：在络却后七分，夹脑户旁一寸三分，起肉枕骨上，入后发际三寸（按甲乙经之数，与督脉之数不相合）。刺三分，留三呼，灸三壮，一曰禁刺。

主治目痛如脱，不能远视，脑风头项痛，鼻塞无闻。

千金云：多汗寒热，灸五十壮，刺三分。

百证赋云：连囟会，疗头风。

足少阴肾经穴

水泉　在足内踝下，太溪下一寸，足少阴郄。刺四分，灸

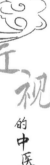

五壮。

主治目䀮䀮不能远视，女子月事不来，来即多，心下闷痛，小腹痛，小便淋，阴挺出。

百证赋云：兼天枢，治月潮违限。

督脉穴

上星（一名神堂） 在鼻直上入发际一寸，陷者中，可容豆。刺三分，留六呼，灸五壮。一云宜三棱针出血，以泻诸阳热气

主治头风头痛，头皮肿，面虚恶寒，疟疾寒热汗不出，鼻血臭涕，鼻塞不闻香臭，目眩睛痛，不能远视。以细三棱针刺之，即宣泄诸阳热气，无令上冲头目。

千金云：鼻中息肉，灸二百壮。又云：兼大椎，灸疟，至发时令满百壮，炷如黍米。又治鬼魅，灸百壮。又十三鬼穴，此名鬼堂，主百邪癫狂，当在第十次下针。

玉龙赋云：治头风鼻渊。

14.《审视瑶函》(1642年)

卷六·眼科针灸要穴图像

上星（一名神堂）。在鼻直上，入发际一寸，陷者中可容豆。刺三分，留六呼，灸五壮。一云宜三棱针出血，以泻诸阳热气。主治头风头痛，鼻塞目眩，睛痛不能远视，三棱针刺之，即宣泄诸阳热气，无令上冲头目。

15.《勉学堂针灸集成》(1722年)

卷四·足少阴肾经（共二十七穴）

水泉 在内踝下微后直太溪下。针四分，灸五壮。主治目䀮䀮不能远视，女子月事不来、来即多，心下闷痛，小腹痛，小便淋，阴挺出。兼天枢，治月潮违限（《百证赋》）。

上星 在鼻直上，入发际一寸陷者中，可容豆。针三分，留六呼，灸五壮。一云：宜三棱针出血，以泻诸阳热气。主

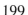

治头风头痛，头皮肿，面虚恶寒，痎疟。寒热汗不出，鼻血臭涕，鼻塞不闻香臭，目眩睛痛，不能远视，以细三棱针刺之，即宣泄诸阳热气无令上冲头目。鼻中瘜肉，灸二百壮；又云：兼大椎，灸疟至发时令满百壮，炷如黍米；又治鬼魅，灸百壮；又十三鬼穴，此名鬼堂，主百邪癫狂，当在第十次下针，治头风鼻渊（《玉龙赋》）。

卷三·十二经脉流注腧穴

玉枕

在络却后一寸五分，针三分，留三呼，灸三壮。一曰：禁针。主治目痛如脱，不能远视，脑风头项痛，鼻塞无闻。多汗寒热，灸五十壮，针三分。（《千金》）连囟会，疗头风（《百证赋》）。

水泉

在内踝下微后直太溪下。针四分，灸五壮。主治目䀮䀮不能远视，女子月事不来，来即多，心下闷痛，小腹痛，小便淋，阴挺出。兼天枢，治月潮违限（《百证赋》）。

16.《针灸逢源》（1817年）

卷四·足少阴肾经穴考　（左右五十四穴）

水泉　在足内踝下。当太溪下一寸是穴。足少阴郄（针四分，灸五壮）。治目不能远视。女子月事不来。腹痛，小便淋，阴挺出。

督脉穴考　（背中行二十八穴）

上星（一名神堂）　在直鼻上入发际一寸（针三分，灸五壮，不宜多）。治头风头皮肿。鼻塞臭涕出血，痎疟寒热汗不出。目眩睛痛，不能远视。以细针宣泄诸阳热气，无令上冲头目。

17.《针灸问答》（1923年）

第十三章·手太阳小肠经穴歌注

问：玉枕穴呢？

答：玉枕络郄后寸半，入发二寸枕骨畔，主治目疾针灸三，头风痛兼鼻寒患（注：玉枕穴，在络郄后寸半，起肉枕骨上，入后发际二寸。三壮，三分。主治目痛如脱，不能远视，头风痛不可忍，鼻寒等症）。

第十六章·膀胱经解说

问：水泉穴呢？

答：水泉溪下一寸许，四壮四分何病治，主治近视目眈眈，女人经病腹中刺（注：水泉穴，在太溪下一寸，四壮，四分。主治目眈眈不能远视，女子经病，腹中痛等症）。

第三十章·督脉经穴歌注

问：上星穴呢？

答：上星去囟会一寸，入前发际一寸许，头目鼻面诸般疼，五壮三分泻热气。（注：上星穴，在囟会前一寸，真入发际一寸。三分，五壮。一云宜三棱针出血，以泻热气。主治头风头痛，头皮肿，面虚恶寒疟寒热，汗不出，鼻衄，鼻涕，鼻塞，目眩，睛痛，不能远视。以细三棱针刺之，宣泄诸阳热气，无令上冲头目。按《千金》云：鼻中息肉，灸二百壮。又云：兼大椎，灸疟，至发时令满百壮，炷如黍米。又治鬼魅，灸百壮。又十三鬼穴，此名鬼堂，主百邪癫狂。《玉龙赋》云：治头风鼻渊）

18.《金针秘传》（1937年）

九、十二经四肢各穴分经主治病症

（十一）足少阴肾经　　（左右足及股凡二十穴）

水泉：二穴少阴郄，去太溪下一寸，在内踝下。治月事不来，来即多，心下闷痛，目眈眈不能远视，阴挺出，小便淋沥，腹中痛，可灸五壮，针入四分。

五、食疗法

1.《古今医统大全》（1556年）

卷之八十七

猪肝羹　治肝虚弱不能远视。

猪肝（一具，细切，去皮膜筋胆）　鸡子（一个）　葱白（一握，去须细切）

上用豉汁煮作羹，临熟下鸡子食之。

2.《古今图书集成医部全录》（1723年）

卷一百五十

不能远视：羊肝一具，去膜细切，以葱子一勺炒为末，以水煮熟，去渣，入米煮粥食（《多能鄙事》）。

六、导引术

《诸病源候论》（610年）

卷之二十八 > 目病诸候（凡三十八论）> 十五、目茫茫候

《养生方·导引法》云：鸡鸣欲起，先屈左手啖盐指，以指相摩，咒曰："西王母女，名曰益愈，赐我目，受之于口。"即精摩形。常鸡鸣二七著唾，除目茫茫，致其精光，彻视万里，遍见四方。咽二七唾之，以热指摩目二七，令人目不瞑。

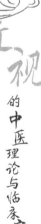

第三节 国外近视医药资料

一、《埃伯斯纸草》（Ebers papyrus）公元前 1500 年左右

第 359 条（58，3-6）（G.V1，56）（G.V，95）

治疗双眼视力的另一种方法：黑色眼漆 1；红色矿物质 1；药西瓜 1；阿魏胶树脂；雄性方铅矿? 1；做成一团的。涂在双眼上。

第 377 条（60，1-3）（G.V，1，54）（G.V，92）

另一种，要提高视力：黑色眼漆 1/8；芦荟 1/4；香脂 1/4（E：麦加香脂）；（红色）矿物 1/64；上埃及砷化物 1/64；没药树脂 1/64；制成一团。立即给双眼画上。

第 393 条（61，14-16）（G.IV1，55）（G.V94）

另一个加强视力：第一个冬季月（Tybi）到第二个冬季月（Machir）做什：黑色的眼漆：雄方铅矿；香脂；等量。应用于双眼。

第 394 条（6116-17）（G.MV，1，55）（G.V94）

另一个：上埃及砷化物；黑色眼漆；等量，用于双眼（眼睑）。

第 395 条（61，17-18）（G.IV，1，55）1（G.V，94）（与第 399 条，打开视力，使用相同的药物）。

另一种：药西瓜；黑色眼漆；蜂蜜；等量，用于双眼。

第 396 条（61，18-19）（G.IV，1，54）（G.V，93）

另一个，打开（提高、改进）视力：一个新的陶罐碎片；用植物黏液熏蒸（植物黏液淬火加热的石头产生蒸汽），经常用在两只眼睛上。

第397条（61, 19-20）（G.V1, 55）（G.V, 93）

另外的漆，打开视力：黑色眼线漆；牛的骨髓，用于双眼。

第398条（61, 20-21）（G.V1, 55）1（G.V93）（与第377条部分相同）

另一种，打开视力：黑色的眼漆；蜂蜜，同样的。

399条（6121-62, 2）（g.V55）1（9.V93）（与第395条"增强视力"药物相同）。

另一种，要打开视力：黑色眼漆；药西瓜的果汁；蜂蜜发酵产物，用于双眼。

第400条（62, 2-3）（G.IV,1, 56）1（G.V, 96）（与第390条相同）。

另一种颜料：黑色眼影（没有数量）；蜂蜜4；绿色眼漆1/4；赭石1/4；真正的青金石2；研碎，涂于双眼。

第401条（62, 3-4）（G.IV,1, 56）（G.V,96）

另一种颜料：黑色眼漆2；鹅脂肪2；水4，倒进双眼。

第414条（62, 17-18）（G.IV,1, 55）（G.V, 94）

另一种，打开视力：浓稠的牛奶，生了男孩的妇人的乳汁，做成一团。倒进双眼。

二、古罗马塞尔苏斯《论医学》（de Medicina）公元1世纪

由于年老或其他虚弱，如果这种疾病是由于眼炎的残留引起的，那么一种叫作阿斯克莱庇俄斯（Asclepios）的药膏是有用的，这种药膏是由藏红花渣组成的。

此外，还有一种特殊的制剂，叫作"dia crocu"。它含有：4克胡椒，奇里乞亚藏红花、罂粟汁和铅白各8克，psoricum和Cummis各16克。

但是，如果眼睛因年老或其他虚弱而变得暗淡，最好用蜂蜜、塞浦路斯油和陈橄榄油来涂抹。然而，最合适的软膏是由香脂一份，陈橄榄油或塞浦路斯油两份，和三份最清澈的蜂蜜制成。在这里，这些应用也适用于上面提到的视力模糊和以前的"疤痕"变薄。如果有人发现自己的眼睛变得模糊，他就必须多走路，多运动，也要经常洗澡，洗澡时要用鸢尾软膏擦拭全身，特别是在头上，直到他出汗为止。

三、《阿维森纳医典》（al-Qānūn fī al-Ṭibb）
公元 10 世纪

洗眼剂 9 号眼药

这另一个洗眼剂用于治疗弱视和白内障的初始阶段。

其成分如下：

蜂蜜　　1 乌其亚 / 翁启亚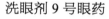

密陀僧　　1 迪拉姆

香脂油　　2 迪拉姆

茴香新鲜提取物　　2 迪拉姆

陈橄榄油　　2 迪拉姆

白阿魏脂　　3 迪拉姆

胡椒　　3 迪拉姆

熊胆　　4 迪拉姆

把这些原料捣碎并混合在一起，储存在玻璃容器中，放在阳光下七天，早晚用眼线笔涂于眼部。

洗眼剂 10 号眼药

这另一个洗眼剂用于治疗弱视和在明亮的光线下看不清楚。它也适用于从远处看到物体，而从近处看不到的情况，以及先天性青光眼。

其成分如下：

香脂油　1 1/2 迪拉姆

黑乌鸦胆 2 迪拉姆

鹤胆　2 迪拉姆

山羊胆　2 迪拉姆

鬣狗胆　2 迪拉姆

鹧鸪胆　2 迪拉姆

清洁纯净的蜂蜜　3 迪拉姆

把这些原料磨粉混合在一起，早晚涂于眼部。

洗眼剂 11 号眼药

这另一个洗眼剂可以加强视力，保持眼睛的健康和停止眼睛水液过多。

其成分如下：

龙脑香　1 达宁 / 达尼克

麝香　2 达宁 / 达尼克

肉桂叶　1 迪拉姆

藏红花　1 迪拉姆

无孔小珍珠　2 迪拉姆

硫化锑　8 迪拉姆

自然铜　8 迪拉姆

胆矾　12 迪拉姆

密陀僧　12 迪拉姆

把硫化锑浸泡在雨水或从井中滴出来的水里 21 个晚上，这样你就有了必要的量。每天用水将硫化锑、自然铜、密陀僧、石胆和珍珠在研钵中彻底捣碎，直到水分蒸发。将桂叶、藏红花、麝香和龙脑香放入研钵中，彻底捣碎成粉末。储存在玻璃容器中。早晚涂于眼部，这可以增强弱视并保持视力。

清洁洗眼剂

这种洗眼剂清洁眼睛和加强视力。

其成分如下：

洗过的类赭石　5 迪拉姆

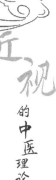

烧铜　5 迪拉姆

Saqotri 芦荟　1 迪拉姆

亚美尼亚硼砂　1 迪拉姆

铜绿　1/2 迪拉姆

白胡椒　1/2 迪拉姆

长胡椒　1/2 迪拉姆

药西瓜瓤　1/2 迪拉姆

藏红花　1/2 迪拉姆

印度藏茴香种子　1/2 迪拉姆

把这些配料捣成粉末，把它们当眼药水用。

第四节　国内外中医药防治近视的现代文献可视化分析

目的：对国内外中医药防治近视研究相关文献进行分析，了解该领域国内外的研究现状及存在的问题，并提出相应的对策。以中国知识资源总库（CNKI）和 Web of Science 为数据源进行检索，运用 EXCEL，文献管理软件 Endnote，文献可视化软件 CiteSpace 等工具对国内外中医药防治近视研究领域的论文发表时间、作者、机构和研究热点进行对比分析，总结国内外该领域发展的特点和研究热点。共纳入文献 843 篇，其中，中文文献 815 篇，外文文献 28 篇。年发文数量中文文献比外文文献多，但最高发文量均低于 50 篇。中文文献发文数量最高的学者为山东中医药大学毕宏生（15 篇），外文文献发文数量最高的学者为东华大学的张佩华和付少举（4 篇）。中文文献主要研究机构为山东中医药大学、中国中医科学院眼科医院，发表外文文献的主要研究机构为四川大学华西医院、东华大学，外文文献发文主要机构为四川大学华西医院，高频关键词主要有"近视""青少年近视""针刺"等。中文文献研究主要形成了六类关键词聚类，外文文献形成 3 类。

结论：国内中医药防治近视的相关研究总体较国外领先，双方的研究深度、广度仍待加强，学者、机构、中医与西医之间应加强合作交流，相关部门和协会可从战略高度整合优势资源，推动行业内的规范研究，深化研究机制改革，从而推动该领域快速发展，促进中医药走向世界。

近视，是眼在调节放松状态下，平行光线经眼的屈光系统聚焦在视网膜之前的一种病证[①]。据世界卫生组织 2019 年发布的《世界视力报告》显示，全球视力损伤或失明人数超过 22 亿，其中中国近视人数已超过 6 亿人，青少年近视发病率高达 67%[②]。目前，近视的治疗主要以光学矫正、药物干预和手术治疗三种手段为主，其中药物干预和手术治疗具有不良反应大、易反弹、存在后遗症隐患等劣势[③]。中医在预防和治疗近视上方案有很多，且大多疗效较好、操作简单、费用低廉且无不良反应[④]。鉴于此，笔者基于 CNKI 和 Web of Science（WOS）核心集合数据库，采用文献计量学方法和可视化工具 CiteSpace 对国内外中医药防治近视研究领域进行统计分析，以期了解该领域的研究现状、研究热点、研究机构分布等信息，为今后进一步研究提供文献依据和数据支持。

---

① 葛坚.眼科学[M].北京：人民卫生出版社，2005: 377–378.
② 世卫组织发布第一份《世界视力报告》. Retrieved Oct 11, 2019, from https://www.who.int/zh/news-room/detail/08-10-2019-who-launches-first-world-report-on-vision.
③ 贺衡，吴西西，黄素侦，莫彩琰.青少年近视的中西医治疗研究进展[J].广西医学，2020，42 (01): 66–69.
④ 丁涛，张阳，靳晨晨.中医治疗近视方案的研究进展[J].中医药临床杂志，2015，27 (07): 1043–1046.

一、资料与方法

（一）数据来源

本文以 CNKI 和 Web of Science（WOS）核心集合为数据来源。为防止漏检，对中医"近视"的古今病名、干预措施进行充分考虑，得出近视古代病名有3种，分别为"近觑""近怯""能近怯远症"[①]；近视的上义词为"屈光不正""视力下降"，近视的下义词为"高度近视""轻度近视""假性近视"。干预措施应涵盖常见的中医治疗方法。检索策略：CNKI 为 (SU% 近视 OR SU% 近觑 OR SU% 近怯 OR SU% 高度近视 OR SU% 能近怯远症 OR SU% 视力下降 OR SU% 屈光不正 OR SU% 假性近视 OR SU% 视力不良 OR SU% 高度近视眼 OR SU% 近视眼 OR SU% 轻度近视)AND (SU% 中医 OR SU% 中西医 OR SU% 传统医学 OR SU% 中药 OR SU% 针刺 OR SU% 穴位 OR SU% 外治 OR SU% 推拿 OR SU% 气功 OR SU% 外敷 OR SU% 针灸)；WOS 为 [TS=(Myopia OR High myopia OR pseudomyopia OR low myopia OR ametropia)] AND [TS=(Traditional Chinese Medicine OR Acupuncture OR Traditional Chinese and western Medicine OR needling OR Tuina OR Chinese Herbs OR Acupoint OR Qi gong)]。检索时间为建库起至 2019 年 12 月 31 日。检索日期为：2020 年 9 月 15 日。

（二）纳入与排除标准

1. 纳入标准

（1）采用中医方法或理念防治近视相关文献。

（2）文献类型为期刊文献。

---

① 高欣，王旸 . 中医药防治近视研究进展 [J]. 吉林中医药 ,2020,40(04):557–560.

2. 排除标准

（1）与本研究内容不相符的文献。

（2）文献类型为新闻、通知、会议摘要等相关文献。

（3）作者、关键词年份等关键字段不全者。

（4）重复文献。处理方式为排除不完善的数据，保留字段全者。

（三）研究方法

根据上述检索策略进行文献检索。将检索结果导入文献管理软件 EndnoteX9.1 中。数据清洗分为去重和剔除与研究内容不相符的文献两个步骤。去重操作是以"篇名""作者""发表时间"等字段相同为标准，三者为并关系。剔除环节是通过内容分析法进行分析操作，主要对象为字段不完整的文献。基于以上操作，将所得文献导入 Excel 2019 中，以年度发文数量、作者、机构、资助基金、载文期刊、关键词等为对象进行计量统计。应用 CiteSpace.5.7.R1 对作者、机构、关键词进行可视化分析。通过上述分析，探索国内外中医药防治近视相关研究的特征和规律。

二、结果

共检索出文献 913 篇，其中 CNKI 875 篇，WOS 核心集合文献 38 篇。按照前述纳入和排除标准，去除中文文献 60 篇，其中文章主题内容不符 14 篇，文献类型不符 13 篇，字段不全者 29 篇，重复文献 4 篇。去除英文文献 10 篇，其中文章内容不符 4 篇，文献类型不符 6 篇（本数据中若文献符合多个排除标准，归入最相符的一项标准，数量算一篇）。最终纳入文献 843 篇，中文文献为 815 篇，外文文献为 28 篇。

（一）年度发文数量统计

见图5（彩图5），从1978年后以每两年为1个时间区间（鉴于1959年至1978年间文献量少、跨度较大，所以不做要求），将843篇文献按年度发文数量做统计分析。由图5可得，国内中医药防治近视的研究文献最早发表于1959年，是由哈尔滨医科大学附属第二医院汪宝麟发表于《黑龙江医刊》的《针刺治疗近视眼的临床观察》一文。此后年发文量整体呈上升趋势，其中，发文量在1983—1994年、2002—2019年这两个阶段上升较快，1959—1982年发展缓慢，1995—2001年发展较为平稳；年发文量在2019年达到最高值48篇，2006年以后每年发文量维持在20篇以上，2015—2018年波动较大。相关研究发表于国际期刊从2001年开始。发文量虽整体呈上升趋势，但上升极为缓慢，发表文章数量始终处在较低水平，发文量最高是2019年发表6

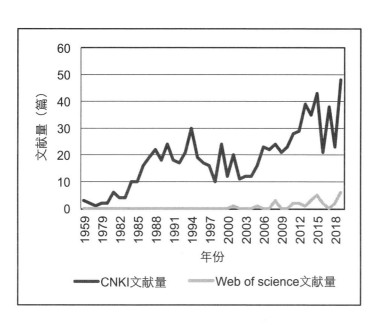

图5

1959—2019年国内外中医药防治近视领域年发文情况

篇文献,说明相关研究仍处在初期阶段;2002—2004年、2006年、2007年、2017年发表文献为0篇,相关研究陷入停滞。总体来看,国内比国外的研究起步早,发文量多、研究进展快。

(二)作者

1. 发文作者统计

作者发文数量843篇中,中文文献作者1708位,外文文献作者137位;中文文献参与发表文献量最高的作者为毕宏生,参与发表文献数为15篇,发表文献≥5篇的作者有11人;外文文献参与发表文献量最高的作者为张佩华和付少举,参与发表文献数为4篇,发表文献≥2篇的作者有11人。由表1可得,发表于中文期刊的文献数是发表于外文期刊的3.75倍,证明相关领域的研究国内处于领先位置。具体作者和参与发表文献数信息见表1。

表1 国内外发表中医药防治青少年近视的前11位作者

序号	中文文献作者	参与发表论文(篇)	外文文献作者	参与发表论文(篇)
1	毕宏生	15	Zhang,PH	4
2	吴建峰	10	Fu,SJ	4
3	窦思东	7	Ciuffreda,KJ	2
4	陶晓雁	7	Gao,TY	2
5	莫 亚	6	Jhanji,V	2
6	张 红	6	Li,L	2
7	庄曾渊	6	Liang,YB	2
8	洪梅婷	5	Lu,Y	2
9	任绪茹	5	Vasudevan,B	2
10	谢祥勇	5	Wang,NL	2
11	叶 翔	5	Lin,Z	2

2. 核心作者

见表2、表3，国内参与发表文献数量为15篇、10篇的作者均有1名，参与发文数量7篇的作者有2名，参与发文数量6篇有3名，参与发文数量5篇有4名，参与发文数量4篇有18名，参与发文数量3篇有35名，参与发文数量2篇有159名，参与发文数量1篇的作者人数最多，有1485名，参与发文数量分别占所有作者总发文数量（2057）的0.73%、0.49%、0.68%、0.88%、0.97%、3.50%、5.10%、15.46%、72.19%；外文文献参与发文数量为4篇的作者有2名，参与发文数量2篇的作者有9名，参与发文数量1篇的作者有126名。根据普赖斯定律[①]，针对某一特定主题，核心作者发文数量占全部论文数量的50%；核心作者最低发文数量为：$m = 0.749 \times nmax^{1/2}$，nmax 指发文数量最高的作者发表的论文数量。由表2、表3可知，中医药防治青少年近视的核心作者最低发文数量为 $m = 0.749 \times 15^{1/2}$，国内外的 m 值分别为 2.901、1.498，即国内外核心作者最低发文数量分别为 3 篇、

表2 中文期刊中医药防治近视领域作者参与发文数量统计

发文数量（篇）	作者数量（人）	发文百分比（%）
15	1	0.73
10	1	0.49
7	2	0.68
6	3	0.88
5	4	0.97
4	18	3.50
3	35	5.10
2	159	15.46
1	1485	72.19
合计	1708	100.00

---

① D. 普赖斯，张季娅. 洛特卡定律与普赖斯定律 [J]. 科学与科学技术管理，1984，5 (9): 17–22.

表3 外文期刊中医药防治近视领域作者参与发文数量统计

发文数量（篇）	作者数量（人）	发文百分比（%）
4	2	5.26
2	9	11.84
1	126	82.90
合计	137	100.00

2篇；本研究中，中文文献发文数量≥3篇的作者发文数量占总发文数量的12.35%，外文文献发文数量≥2篇的作者发文数量占总发文数量的17.10%，皆明显<50%，可见国内外该领域皆尚未形成稳定的核心作者群。

3. 作者分布与合作情况

使用CiteSpace 5.7.R1绘制中文文献作者共现图谱，时间跨度设置为1945—2020年，得到节点数76，连线数116，密度为0.0372的作者共现图谱。图中1个节点代表1位作者，节点圆圈的直径越大，代表发文量越多；节点之间的连线代表不同作者之间存在合作关系，连线颜色依据上方色度条从左往右所示，代表共现关系时间从早期到近期的变化，即越靠近右侧的颜色，代表作者间在距今较近的时间内发生了合作关系[1]。从作者共现图谱中得出，该领域内有多个主要团队存在，人数>3人的研究团队有4个。研究团队1，以毕宏生为代表，主要研究方向为针刺治疗青少年近视的临床疗效[2]；研究团队2，以窦思东为代表，主要研究方向为三联、四联疗法治疗青少年轻度近视的临床疗效[3]；研究团队3，以谢祥勇为代表，主

---

① 李绍烁，顾一丹，邵阳，尹恒，王建伟.CiteSpace知识图谱可视化分析中医药防治绝经后骨质疏松症[J].中国组织工程研究，2020，24(26):4224-4230.

② 王加旺，宋继科，毕宏生.针刺治疗青少年近视的概况[J].中国中医眼科杂志，2019，29(04):335-338.

③ 窦思东，许瑞旭，吴南茜，叶颖颖，李春兰，黄宁颖.三联疗法治疗青少年轻度近视20例疗效观察[J].福建中医药，2016，47(03):1-3.

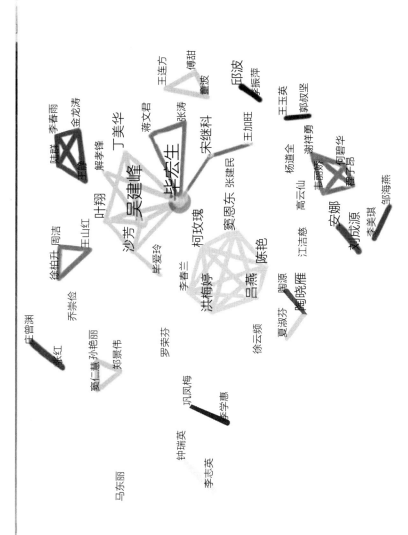

图 6　中文文献作者共现图谱

要研究方向为采用磁疗棒和手法眼周穴位按摩治疗青少年近视的疗效对比[①]；研究团队4，以金龙涛为代表，主要研究方向为推拿法结合耳穴贴敷治疗青少年近视的疗效观察[②]。核心作者主要集中在以上4个研究团队中，且各个团队内部合作较紧密，但不同研究团队之间合作与联系较少。另外，高产作者大多与其他作者有合作关系，说明团队间合作对于相关研究很重要。由于外文文献量较少，利用CiteSpace未能形成稳定的作者共现图谱，这也从侧面反映出国外相关研究团体较少，相关学者之间合作较少。

（三）研究机构

由表4结果展示发表文献在CNKI排名前5的研究机构中有两家是山东中医药大学的附属单位及二级单位，且山东中医药大学为发文量最高的研究单位，说明山东中医药大学及其二级单位在国内中医防治近视的研究中处在领先地位，另外两家排名靠前的机构分别为中国中医科学院眼科医院、成都中医药大学。发表文献在WOS核心集合排名前5的研究机构分别为四川大学华西医院、东华大学、山东中医药大学、中国医药大学、波兰格但斯克医科大学（Gdański Uniwersytet Medyczny）。其中排名前四的研究机构皆来自中国，以四川大学华西医院为代表，说明国外利用中医药防治近视的相关研究主要以中国相关研究团队为主。另外，我们也可以发现，四川大学华西医院和东华大学在国外期刊发表了较多该领域的文章，而在国内发表文章较少。

---

① 谢祥勇，韦丽娇，何碧华，程子昂．磁疗棒眼周穴位按摩治疗青少年假性及低度近视的临床疗效 [J]．中医临床研究，2019，11 (27): 141–143.
② 金龙涛，张健，马玉琴，陆群，王静，李春雨．推拿结合耳穴贴敷治疗青少年近视 34 例疗效观察 [J]．针灸临床杂志，2013，29 (08): 25–27.

表4　CNKI和WOS中医药防治近视领域主要研究机构

序号	发表在CNKI研究机构	发文量（篇）	发表在WOS研究机构	发文量（篇）
1	山东中医药大学	14	Sichuan Univ,West China Hosp	7
2	中国中医科学院眼科医院	9	Donghua Univ,Shanghai	5
3	山东中医药大学附属眼科医院	7	Shandong Univ Tradit Chinese Med	5
4	山东中医药大学眼科研究所	5	China Med Univ,Grad Inst Chinese Med Sci,Taichung,Taiwan	4
5	成都中医药大学	4	Med Univ Gdansk,Dept Immunobiol & Environm Microbiol,Gdansk,Poland	3

当前开展中医药防治近视研究并发表外文文献的国家及地区共8个，主要有中国大陆、中国台湾地区、美国等。其中中国大陆发文23篇，居于首位；紧随其后的为中国台湾地区；前两者占总发文量的78.85%。国家及地区分布详细信息见表5。

表5　WOS中医药防治近视领域国家及地区分布

序号	国家/地区	研究机构
1	中国大陆	23
2	中国台湾地区	18
3	美　国	5
4	中国香港	2
5	加拿大	1
6	澳大利亚	1
7	波　兰	1
8	英　国	1

对纳入国内文献的研究机构进行统计和可视化分析。图7（彩图7）中1个节点代表1家研究机构，节点圆圈的直径越大，代表发文量越大；节点之间的连线代表不同研究机构存在合作关系。由图7得，山东中医药大学及其二级单位不仅研究处在领先水平，而且相互之间合作较其他机构紧密。其次，机构之间的合作多以各中医高校或者研究机构及其二级单位为主，跨省份、跨地区的合作较少。另外，亦有个别独立研究机构的研究处在领先水平，如中国中医科学院眼科医院、成都中医药大学等。

（四）研究热点

为使结果更具代表性，信息检索中对关键词进行规范，主要操作将含义相同的关键词进行合并，如"针灸治疗"与"针灸"合并为"针灸"，"青少年近视眼"与"青少年近视"合并为"青少年近视"等。对关键词进行统计和可视化分析，结果见表6和图8（彩图8），图8最大的节点为"近视"，出现频次为249次；其次为"青少年近视"，频次为208次。结合图9（彩图9）可知，1987—1991年中关键词"青少年近视"突现值最高，说明中医药防治近视的研究对象以青少年为主，且是该领域的研究热点。排名前10的关

表6 高频关键词统计（频次>10次）

序号	关键词	频次
1	近视	249
2	青少年近视	208
3	针刺	103
4	假性近视	55
5	耳穴贴压	26
6	针灸	25
7	推拿	20
8	穴位按摩治疗	17
9	中药	16
10	综述	11

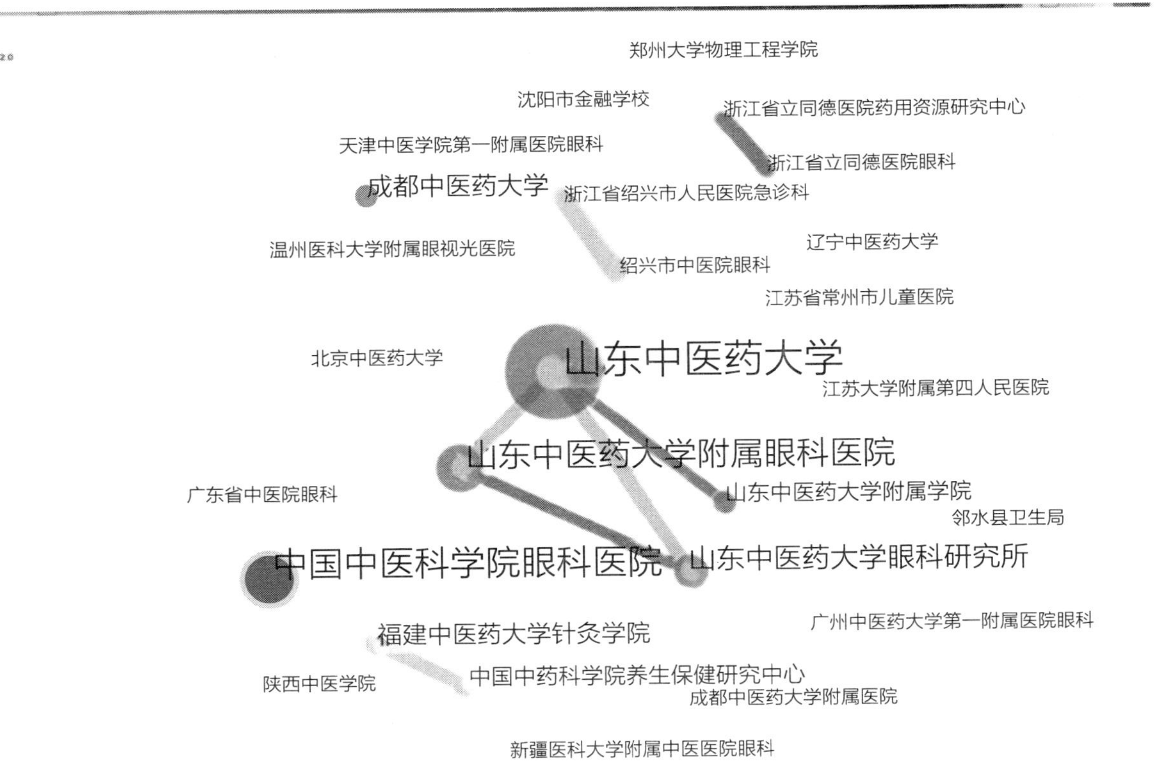

目录

郑州大学物理工程学院
浙江省立同德医院药用资源研究中心
浙江省立同德医院眼科
辽宁中医药大学
江苏省常州市儿童医院
江苏大学附属第四人民医院
山东中医药大学附属眼科医院
邻水县卫生局
广州中医药大学第一附属医院眼科
成都中医药大学附属医院
沈阳市金融学校
浙江省绍兴市人民医院
绍兴市中医院眼科
山东中医药大学
山东中医药大学附属眼科医院
山东中医药大学眼科研究所
天津中医学院第一附属医院
成都中医药大学附属眼视光医院
温州医科大学附属眼视光医院
北京中医药大学
中国中医科学院眼科医院
山东中医药大学针灸学院
中国中药科学院养生保健研究中心
成都中医药大学附属医院眼科
广东省中医院眼科
福建中医药大学
陕西中医学院
新疆医科大学附属中医医院眼科

图 7
国内研究机构共现图谱

219

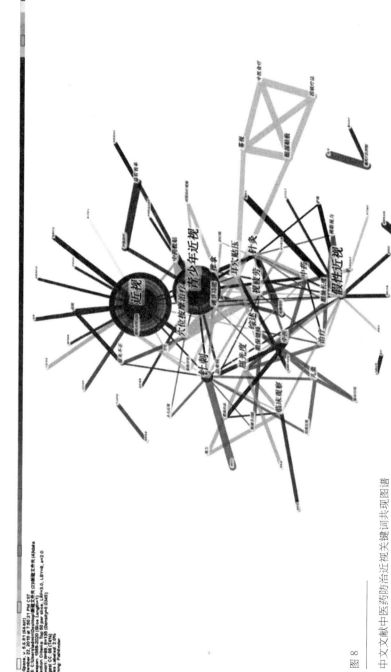

图 8　中文文献中医药防治近视关键词共现图谱

键词中，与中医治法相关的关键词出现了6次，分别为"针刺""耳穴贴压""针灸""推拿""穴位按摩治疗""中药"，说明中医防治近视的治疗方法具有多样性。

Top 6 Keywords with the Strongest Citation Bursts 1959-2019

Keywords	Year	Strength	Begin	End
电梅花针	1959	5.4039	**1985**	1990
青少年近视	1959	7.9138	**1987**	1991
近视	1959	4.7113	**2002**	2004
中药	1959	4.9541	**2005**	2009
耳穴贴压	1959	4.6724	**2013**	2015
综述	1959	4.4657	**2015**	2019

图9

中文文献主要突现关键词

对中文文献关键词进行聚类分析，结果见图10（彩图10）。本研究热点领域关键词可以被分为6类：第一类：穴位按摩治疗；第二类：小儿近视；第三类：黄斑出血；第四类：耳穴贴压；第五类：电梅花针；第六类：针灸。其中"穴位按摩治疗""耳穴贴压""电梅花针""针灸"为中医的治疗方法，"小儿近视"为近视人群，"黄斑出血"为近视病变。由于外文文献量较少，CiteSpace无法自动生成稳定的聚类群。因此笔者通过对关键词和文章摘要进行分析归纳，认为可将关键词归纳为三类：第一类，针刺治疗；第二类，穴位按摩治疗；第三类，动物实验性研究。

（五）证候、治法治则和用药规律

对文献内容进一步分析，发现研究证候、治法治则的文

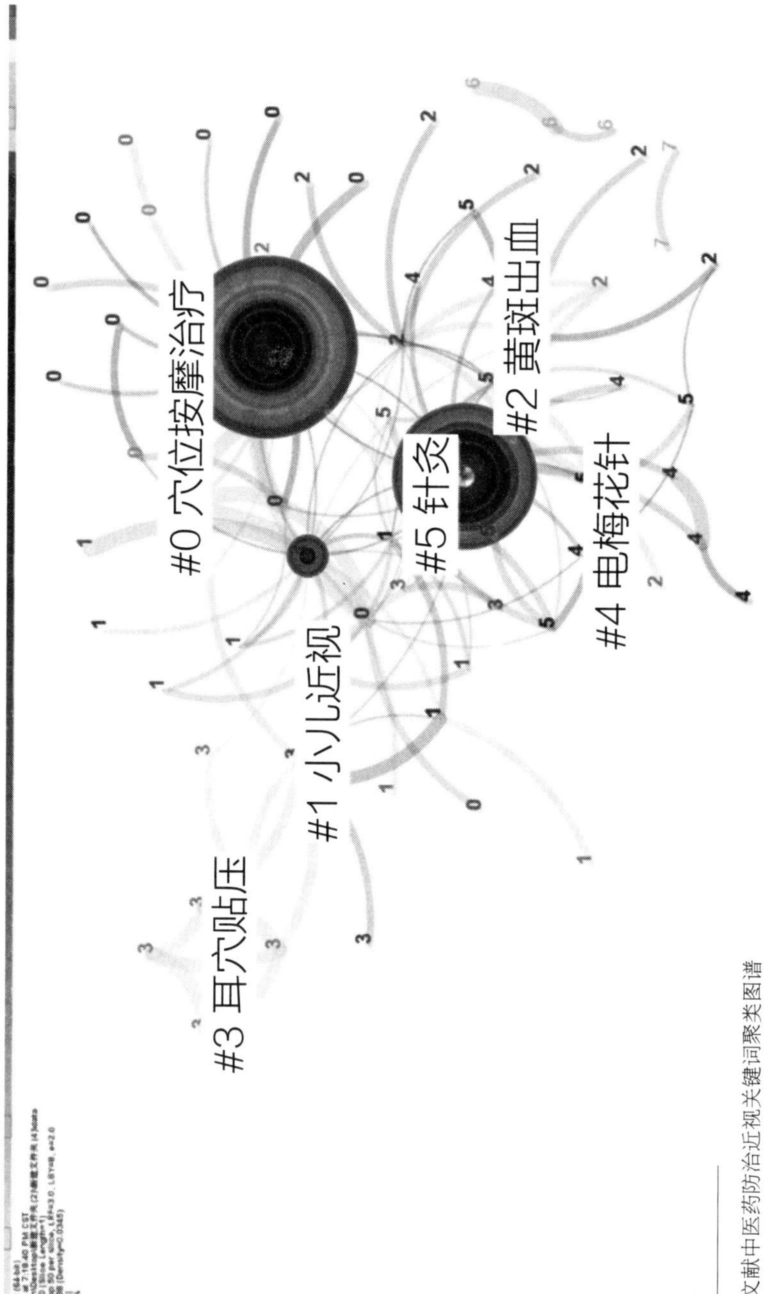

#0 穴位按摩治疗
#1 小儿近视
#2 黄斑出血
#3 耳穴贴压
#4 电梅花针
#5 针灸

图10　中文文献中医药防治近视关键词聚类图谱

献共有22篇。可归纳为5类：肝肾阴虚、气血不足、心阳不足、脾虚气弱、气虚血瘀。相应的治法治则为补肾疏肝、益气养血、行气活血、健脾益气。

利用中药防控近视的文献共52篇。对中药名称规范后，共有中药110种。其中，出现频次超过20次的有当归、党参、枸杞、决明子（表7）。参考《中药学》（中国中医药出版社，2016年）并按中药功效进行划分和统计，得出明目药有26种、补益药19种、祛湿利湿药10种、行气活血药9种、清热药9种、活血化瘀药8种、疏风解表8种、安神药6种、消食药5种、开窍醒神药3种、通经活络药2种、收敛固涩药2种、止咳化痰药2种、温里药1种。

表7　高频中药关键词统计（频次>10次）

序号	关键词	频次（次）	序号	关键词	频次（次）
1	当归	27	6	茯苓	18
2	党参	22	7	石菖蒲	16
3	枸杞	21	8	远志	13
4	决明子	20	9	冰片	12
5	黄芪	19	10	菟丝子	12

在中药的用法上主要有中药内服（出现频次21次）、熏洗眼部（10次）、外敷（7次）3种方法。此外，联合治疗也是中医防控近视的一大特色，相关文献共有161篇。其中，采用中医治疗方法≥3种的有25篇，多以针刺或针灸、按摩推拿与中药结合为主；采用中西医结合疗法共有19篇；其余均采用中医2种治疗方法，例如针刺联合中药、针灸联合按摩推拿以及耳穴治疗联合推拿按摩等。

三、讨论

（一）国内外领域研究热点分析

通过对关键词的可视化分析，可以发现三个现象：一是"青少年近视"频次明显高于其他关键词，分析其原因主要有两点：（1）近年来青少年近视的发病率不断攀升。（2）对青少年近视的积极预防和控制，可减少青少年近视的发生，改善近视对视觉的损害，提高青少年的身体健康水平。① 二是"针刺""耳穴贴压""针灸""推拿""穴位按摩治疗""中药"等治疗方法的关键词出现频次排名较靠前，其中"针刺"出现的频次明显高于其他相关治法。此现象说明中医防治近视的方法主要为针刺治疗、耳穴贴压、穴位按摩治疗等，其次说明针刺对近视有很好的疗效。② 三是"假性近视"出现频次较高，说明假性近视是中医药防治近视的重要对象，也与中医治疗假性近视，具有疗效确切、操作方便、安全性好、无不良反应等优势有关③。

通过对关键词聚类，发现中文文献有四类、外文文献有两类集中在中医药防治近视的治疗方法上，这从侧面反映了该领域的研究主要集中在临床疗效观察上，而相关的生理病理机制研究较少，提示相关学者应加强该方面的研究，从而推动中医药防治近视领域的发展。另外，外文文献中有一类为动物实验性研究，说明国外期刊对实验性研究的文章有较高的接纳度，国内学者可加强该方面的研究，促进中医药防治近视事业走向世界。

---

① 喻娟，张燕，宋碧英，姜姝，汪子钰，邓文容，邓小丽.青少年近视防控的研究进展[J].护理学杂志，2014，29(04)：86-87.

② 丁英霞，姚笑.针刺治疗青少年近视的临床研究综述[J].中国中医药现代远程教育，2018，16(16)：156-158.

③ 盘艳辉.中医治疗假性近视研究近况[J].实用中医药杂志，2017，33(12)：1463-1464.

（二）国内外发文作者与机构分析

通过对年度发文数量进行统计对比分析，可发现国内外中医药防治近视研究领域发展的共同点和不同点。共同点：（1）年发文量虽短期有波动，但整体呈上升趋势。（2）国内外年发文数量均不高，国内年发文量最高未突破50篇，国外未突破10篇。不同点：（1）国内相关研究较国外起步早。（2）国内上升趋势较国外快。以上对比说明，利用中医药防治近视的研究正被更多的学者关注，但其相关研究还处在较低水平。其次，国外研究较少，可能与中医药在国外的发展较慢，认可度较低、作用机制不明确有密切关系。

通过对国内外发文作者和作者合作情况的统计，可发现虽然国内学者的发文量普遍大于国外学者，但都未形成稳定的核心作者群；国内学者之间合作多存在于各自的研究单位及二级单位，跨校、跨地区的合作较少，说明该领域的研究深度不够，且学者群较分散，学者之间的学术交流较少。故建议相关研究团队之间加强合作，相关协会和部门多组织学术交流，从而推动该行业的发展。

通过对主要研究机构统计和可视化分析，我们发现国内的主要研究机构集中在中医院校及其附属单位，如山东中医药大学、中国中医科学院眼科医院、山东中医药大学附属眼科医院、山东中医药大学眼科研究所；国外则集中在综合性大学，并且通过统计国内外研究机构的国家及地区，可知这些机构中来自中国大陆的约占总数的44%；国内国外均有文献发表的机构只有山东中医药大学。这一方面说明山东中医药大学的相关研究在该领域处于领先地位，另一方面说明国内国外的研究虽以中国学者为主，但相关研究机构之间的合作大部分为内部合作，机构之间、综合性大学和中医院校、中医与西医之间合作甚少。造成这种现象的可能原因是中医与西医的体系不同，研究方法具有差异化，双方之间的交流和认可度不够导致的。

（三）领域研究问题与展望

近年来国内外利用中医药防治近视的研究呈不断上升趋势，国内研究领先于国外，但总体上看该领域的发展还未达到成熟状态。主要存在以下问题：（1）研究方向单一，主要集中在中医治法方面，生理病理机制的研究较少。（2）学者、机构、高校之间合作较少，研究力量分散。（3）核心作者群和起主导作用的研究机构尚未形成。（4）中西医结合治疗较少。故建议相关协会和部门从战略高度整合优势资源，推动行业内的规范研究，深化研究机制改革，促进不同地区、机构合作，促进行业内部交流；学者、机构之间加强合作沟通，增加研究的深度和广度，进一步提高研究水平。另外，由于本研究采集的数据源仅来自CNKI和WOS两个数据库，数据类型为期刊论文，数据不够全面，使研究存在一定的局限性。若要使研究更加准确，后续研究可进一步扩大检索范围。